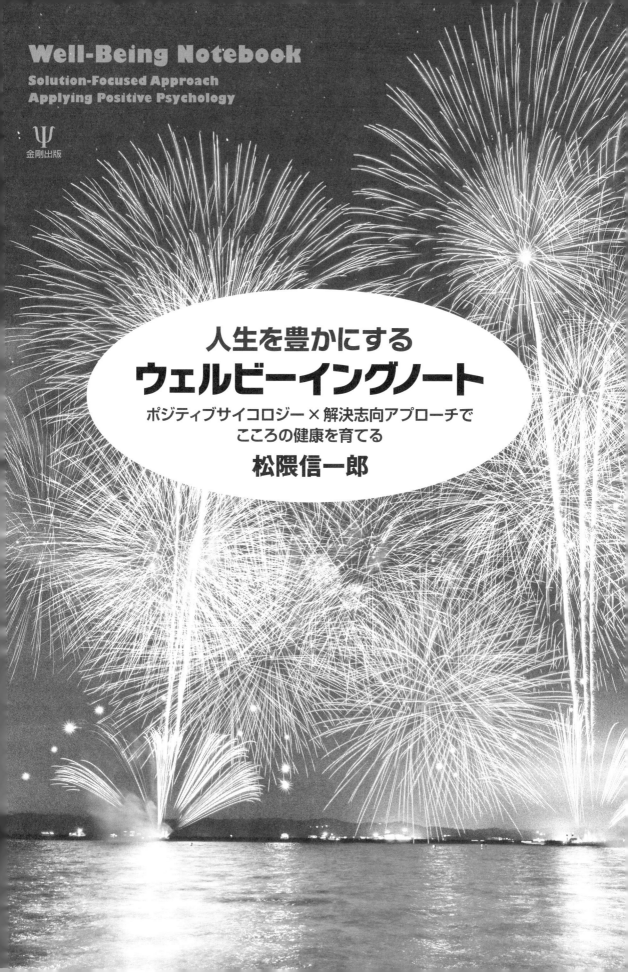

はじめに

　昨今，新型コロナウイルスの感染拡大やそれに伴う世界経済の危機等，テレビや新聞，ネットニュースには暗い話題ばかりが溢れ，先行きの見えない混沌とした時代が続いています。「この先，どうなるんだろう」と不安になったり，悩んだり……，「こころが病んでしまってもおかしくない」という潮流の中で私たちは日々，生活しています。百年前と比べて，明らかに世の中は便利になり，豊かになっているはずなのに，こころの病気は反比例するかのように，どんどん増え続ける一方です。私たちの生活は，果たして本当に「豊か」なのでしょうか……。

　その昔，江戸時代では，藩も庶民も「豊か」になるため，寺子屋という教育機関が設けられ，「読み書き・そろばん」が教えられました。その時代を生きる人たちにとって，豊かな生活を送るためには識字率を高め，多くの知識を得ることが必要だったのでしょう。また，明治から平成の時代にかけては，国も市民も"欧米諸国"のように「豊か」になるために，大量生産して経済が発展するよう，代えが利くような画一的な教育が行われてきました。その時代では，ある意味，"兵隊"をつくることが「豊かさ」に繋がっていたのかもしれません。そして，その延長線上にある令和時代。こころの病気が信じがたいほどに増え続ける現実を見るにつれ，私たちは，「豊か」になるために，何か別のことを学ぶ必要があるかもしれないと思います。江戸時代に「読み書き・そろばん」を学んだように，令和時代を生きる私たちは識字率に代わる「何か」を高める必要があるのかもしれません。

＊＊＊

「人生を価値あるものにするのは何か？」

　こころの病気が増え続け，「豊かさ」の再定義が必要になってきたこの時世，この問いに対して科学的に解明しようという試みが約20年前から始まりました。人間のプラス面を研究していくポジティブサイコロジーという心理学です。ポジティブサイコロジーは，この1つの命題のもとに，幸福感や感謝等のポジティブな感情や，美徳や強みといった人間のプラスの特性等を客観的に調査していく学問ですが，世界各地でポジティブサイコロジーの研究が進むにつれて，どうやら，真の「豊かさ」とは，「こころの健康」を手に入れることではないかという議論がなされるようになってきました。そして，「こころの健康」とは，単に「こころの病気」を治すことではないことも明らかになってきたのです。

　本書では，私たちが本当に「豊か」な生活を送るために，江戸の「読み書き・そろばん」に取って代わる，令和時代に習得すべき「こころの健康」について一緒に学んでいきます。

　まず，Chapter 1では，「こころの健康」とは何かについて説明していきます。これまでうつ病などのこころの病気を治せば，その人のこころは健康になると考えられていましたが，実はこころの病気を治すことと，こころの健康を育てることはまったく異なるプロセスだったのです。Chapter 1では，こころの健康を高めるために，まずはこころの健康を構成する5つの要素について学んでいきます。

　Chapter 2では，こころの健康を構成する5つの要素をそれぞれパート別に見ていきます。詳しくは本文の中で説明していきますが，この5つの要素とは，①ポジティブな感情，②エンゲージメント，③良好な人間関係，④人生の意味，そして⑤達成感，です。パート別にそれぞれの意味や，これらの要素を高めるため

の練習法を紹介していきます。これらの5つの要素をそれぞれ高めていくことが，全体としてこころの健康を育てるということですので，高める要素の順番は関係ありません。ですが，本の構成上，今回に限って，Part 1 から取り組まれることをお勧めします。すべての練習をやり終え，これら5つの要素を学び終えた後は，パートの順番に関係なく，日常生活において役立ちそうなものから実践してみてください。本書には，各パートに多くの練習エクササイズがあります。書き込むための空欄も多く準備しましたので，ぜひ，本書を読みものではなく，バンバン書き込んで自分の1冊を作ってください。もちろん，1人1人，個性や環境も異なりますから，本書で紹介する練習をそのままではなく，ご自身に合う形にカスタマイズしていただくことは大歓迎です。大切なことは，実際に試してみることですので，ぜひ，やりやすい方法で実践していただけたらと思います。

　また近年，「身体の健康」も「こころの健康」に大きく影響を及ぼすことから，身体面の「活力」も6つ目の構成要素として含めるべきではないかという考え方が広がっています。そこで，「身体の健康」についても Chapter 2 の最後に少し触れたいと思います。

　Chapter 3 では，周囲の人のこころの健康を高めるためにどのようなサポートができるかについて記載しています。職場の同僚や家族，恋人，友人，お子さん等，自分だけでなく，周りの人のこころも健康にするためにできる工夫やポイントもぜひ参考にしてください。

　本書を使って，皆さんのこころがより健康になり，この時代の中を「豊か」に歩んでいかれることを願っています。

松隈 信一郎

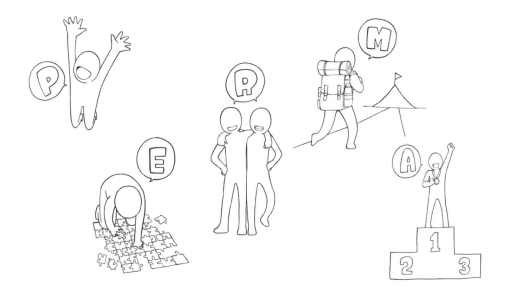

本書の原則

　本書は，ポジティブサイコロジーのPERMA（-V）理論に沿って，こころの健康の構成要素を学び，それぞれを高めるためのエクササイズを用意しています。エクササイズは解決志向アプローチに見られる3つの原則を基に構成されています。

- ・うまくいっていることは，それを増やす
- ・過去にうまくいったことは，もっとそれをする
- ・うまくいっていないことは，何でもいいから違うことをする

　こころの健康を維持し，高めるためには，今うまくいっていることに目を向けたり，過去にうまくいっていたことを思い出してもらい，その行動を増やすことが有用です。

　今，うまくいっていないことがあれば，ポジティブサイコロジーの考え方に従って，別のことに取り組んでみてください。本書には，そのヒントや手がかりを記載しました。

目　　次

Chapter 1

「こころの健康」を理解しよう

ネガティブな感情も大切なもの

　私たちは，普段，うまくいっていない時，不安になったり，後悔したり，ついついネガティブなことばかりを考えてしまいます。「もしかしたら，もっと悪くなるんじゃないか」「前回もできなかったから，今回もできないかも」「どうせ私は劣っているんだ」……　私たちは，生活をしているといろいろな体験をするものですが，物事がうまくいっていない時，どうしても思考がマイナス方向へと引っ張られてしまい，それに伴い気持ちや行動もネガティブなものになってしまうことがよくありませんか。

　「悲観的に考えずに，もっとポジティブに考えよう」「悩む暇があったら，とりあえずやってみようよ」……それができたら苦労しないよと，そのような助言を煩わしく思ったり，無性に遠ざけたくなることもあるかもしれません。

　うまくいっていない時，私たちは不安や恐怖，焦りや苛立ち等のネガティブな感情を経験します。できれば味わいたくない感情かもしれませんが，これらのネガティブな感情にも，実は大切な役目があるのです。

　たとえば，昨今の新型コロナウイルスの感染拡大が起きた時に私たちは不安や恐怖を感じました。しかし，この不安や恐怖という感情があったからこそ，「密室，密集，密接」の３密は避けよう，できる限り外出は自粛しようと，自分や大

切な人の生命を守るために行動することができました。

　もし，これらのネガティブな感情がなかったとしたら，楽天的に外を出歩き，3密の環境で過ごしても気にせず，結果的に感染して，大変なことになっていたかもしれません。つまり，不安や恐怖等のネガティブな感情は自分の命を守るためにとても大切なものなのです。人間の脳は自分の命を守るために，初期設定としてネガティブな方に傾くように組み込まれています。

　そのため，うまくいっていない時にネガティブな感情が湧き起こってくるのは至って自然な現象なのです。ですから，私たちはネガティブな感情を無理にすべて取り除く必要はないのです。ここで，「こころの健康」について理解する前にネガティブな感情があったからこそ良かった出来事について，少し振り返ってみましょう。不安や怒り，悲しみ，適度なストレス等があったからこそ良かった出来事は何ですか？

（例）緊張感があったから，気持ちが途切れることなく試合で勝てた　等

　一方，何事も「過ぎたるは猶及ばざるが如し」で，ある程度の不安や恐怖等のネガティブな感情は大切なのですが，度を越して，それらの感情ばかりになってしまい，日常生活に支障が出ている場合には対策が必要です。なぜなら，過度の不安やストレス，落ち込みによって「こころの病気」になる可能性があるからです。

　もし過度の不安や恐怖等によって日常生活が送れないようになってしまうようであれば，こころの不調を整えていく必要があるでしょう。正常な日常生活を取り戻すために，いかに不安を軽減するか，ストレスを対処するか等，「こころの病気」の治し方が重要になる時です。皆さんはネガティブな感情が必要以上に多くなった場合，どのように対処してきましたか？

過去に不安が大きかったのはどのような時でしたか？

（例）大学受験の前日，大事な会議の前　等

不安を軽減するために，どのような対処法が役に立ちましたか？　１つ思い出せた場合，「他には？」と３回，自分に聞いてください。少なくとも３つは書きましょう。

（例）心が落ち着く好きなアーティストの音楽を聴いた，友だちと電話で話した，好きなアイスクリームを食べた　等

過去にストレスが多すぎたのはどのような時でしたか？

（例）仕事量が多すぎて，１人で回せなくなった　等

　ストレスを軽減するために，これまでどのような対処法が役に立ちましたか？1つ思い出せた場合，「他には？」と3回，自分に聞いてください。少なくとも3つは書きましょう。

（例）上司に相談した，気分転換にスーパー銭湯へ行った，映画館で好きな映
　　　画を見た　等

　「本書の原則」にも書いたように，「うまくいっていることは増やしていく」という原則に従い，過度のネガティブな感情へ対処するために，ぜひ上記で書いた対処法を今後も使っていきましょう。

「こころの健康」と「こころの病気」は異なる

　一方，このようにネガティブな感情だけを取り除こうとする考えには，1つ盲点があります。それは，いくら「こころの病気」を取り除いたところで，必ずしも「こころの健康」が手に入るとは限らないという点です。

　ポジティブサイコロジーの研究によって，「こころの健康」と「こころの病気」は異なるということが明らかになりました。つまり，不安や恐怖等のネガティブな感情を除去したからと言って，魔法のように意欲が湧いたり，幸せになるわけではないのです。

　言われてみると，確かにそうですよね。毎日，仕事や学校に行き，特に大きな不安や恐怖があるわけではないけれど，幸せかと聞かれるとそうではないし，かといって，こころの病気を患っているわけでもない……こういう状況って案外身近にありませんか？　この例からもわかるように，「こころの病気がないこと」

と「こころが健康であること」は別の話なのです。これまで，「メンタルヘルス」という言葉をきくと，「こころの病気がない状態」を想定して，いかにストレスを対処するか，不安や恐怖を軽減するか，ということばかりが語られてきました。しかし，実はこれらは「メンタルヘルス（こころの健康）」の話ではなく，「メンタルイルネス（こころの病気）」の話だったのです。

こころの病気を治すことも大切ですが，こころの健康を育てるためには，不安やストレスを軽減することとは異なった，別のプロセスが存在します。そして，そのプロセスを学び，実践することで，こころが健康になるだけでなく，1人1人の人生が，より価値あるものへと繋がっていくのです。

こころの健康はどのように育てることができるのか，まずは，こころの健康を構成している要素を学ぶことから始めましょう。

> *"Health is a state of complete physical, mental and social well-being and not merely the absence of disease or infirmity."*
> ——*WHO*
>
> （健康とは，完全な肉体的，精神的及び社会的福祉の状態であり，単に疾病又は病弱の存在しないことではない）

「こころの健康」を構成する 5 つの要素

そもそも，「こころの健康」とは一体，何を指すのでしょうか？ 「こころの病気」に関しては，うつ病や不安障害，社交不安障害等，さまざまな症状が定義されています。

「夜眠れない，食欲がない，無気力状態が○○週間続く」等の症状に当てはまるかどうかを聞き，医師によって「こころの病気」は診断されますが，「こころの健康」とは具体的にどのような状態を指すのでしょうか？

15

こころの健康に関して，ポジティブサイコロジーの中にもいろいろな概念はあるのですが，代表的な概念として，ポジティブサイコロジーの創始者であるマーティン・セリグマン先生が提唱した PERMA（パーマ）というものがあります。これは「はじめに」でも触れましたが，①ポジティブな感情（Positive emotions），②エンゲージメント（Engagement），③良好な人間関係（Relationships），④意味（Meaning），⑤達成感（Accomplishments）の5つの頭文字をとった「こころの健康」の構成要素です。①楽しい，嬉しいというポジティブな感情が多い時，②時間も忘れて没頭している時，③良い人間関係を持てている時，④自分の人生に意味を感じている時，そして⑤物事を達成している時に，人はこころが健康であると言えるという概念です。

また近年，「身体とこころ」の関連性が明らかになるにつれて，身体を健康にすることも「こころの健康」を育てるためには重要なことだと，身体面の「活力（Vitality）」を6つ目の構成要素として追加すべきだという考えが広がってきています（PERMA-V モデル）。健康な身体を作るために「食事，睡眠，運動」という健康三原則を整えることもこころを健康にするために大切なことだという考えです。

いずれにしても，こころを健康にするためには，不安や恐怖を感じながらも，これらの6つの項目を高めていくことが，とても重要になります。なによりも，人間のマインドは自動的にネガティブな方向に向かってしまうため，この PERMA（-V）を育てるためには，私たちの意図的な行動が必要になります。

まずは右ページの質問に回答し，今の自分のこころの健康度を確認しましょう。そして，これらの要素を高めるために，どのような行動が必要になるのかを Chapter 2 で学んでいきましょう。

今のこころの健康度を確認する

以下の質問に対して，1 〜 10 の 10 段階で回答してください。

Q1 どのくらいの頻度で，ポジティブな感情（幸せ，感謝，愛情，希望，安心感，ワクワク等）を感じていますか？【P】

1	2	3	4	5	6	7	8	9	10
全くない				どちらでもない					非常に多い

Q2 どのくらいの頻度で，ある活動に夢中になり，時間も忘れて没頭していますか？【E】

1	2	3	4	5	6	7	8	9	10
全くない				どちらでもない					非常に多い

Q3 職場や学校，家庭やパートナー等，総合的にみて，今の人間関係にどのくらい満足していますか？【R】

1	2	3	4	5	6	7	8	9	10
過去最悪				どちらでもない					非常に満足している

Q4 自分の人生には目的があり，意義深い人生を送っているという実感がどのくらいありますか？【M】

1	2	3	4	5	6	7	8	9	10
全くない				どちらでもない					非常に実感している

Q5 どのくらいの頻度で，達成感を感じていますか？【A】

1	2	3	4	5	6	7	8	9	10
全くない				どちらでもない					非常に多い

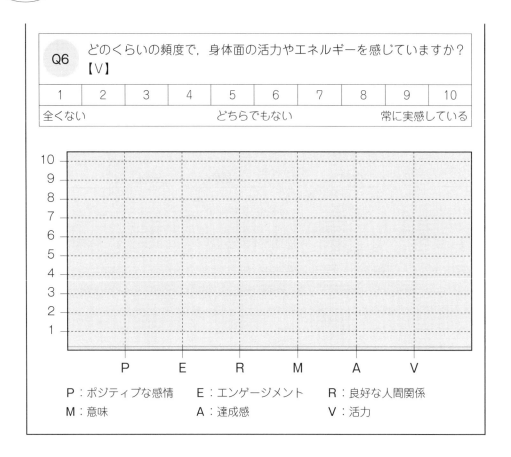

各10点満点となっています。皆さんは何点でしたか？　これらの項目を各々高めていくことが「こころの健康」を高めていくことを意味しています。ここで重要なことは「何点以上が良い」と他者と比較することではなく，それぞれの項目の凸凹を見て，自分自身のこころの健康を高めるためには，どこにテコ入れする必要があるか等を客観的に把握していくことです。

ぜひ，Chapter 2から具体的に見ていく PERMA（-V）を高めるための行動を試し，再度，このグラフに戻って書き込んでみてください。どのような違いが生まれているのか，楽しみですね。それでは，Chapter 2から，日々の生活の中でできる，小さな行動を一緒に見ていきましょう。

まとめクイズ

Q1. ネガティブな感情も人間にとって（必要・不要）なものである

Q2. ネガティブな感情に対して，（とにかく我慢する ・ これまで役立った対処法を洗い出し，それをまた行う）

Q3. ネガティブな感情は（とにかくなくす・ポジティブな感情との割合が大切である）

Q4. 「こころの健康」と「こころの病気」は（同じ一直線上にある・異なる）

Q5. ポジティブサイコロジーで提唱される「こころの健康」（PERMA）は以下の5つである（ポジティブな感情・根拠のない自信・お金・良好な人間関係・意味・名声・エンゲージメント・ストレスがないこと・達成感・強み）

Q6. 近年，「身体の健康」も「こころの健康」に影響することから身体面の（活力・清潔さ）も「こころの健康」の6つ目の構成要素として考えられ始めている

A1. 必要

A2. これまで役立った対処法を洗い出し，それをまた行う

A3. ポジティブな感情との割合が大切である

A4. 異なる

A5. ポジティブな感情，エンゲージメント，良好な人間関係，意味，達成感

A6. 活力

memo

「こころの健康」を高めよう

Part 1　ポジティブな感情を増やそう

ステップ1　ポジティブな感情を知る

　Chapter 2 では PERMA（-V）の各要素を1つずつ見ていきましょう。まずは
1つ目の要素であるポジティブな感情です。これは単純にポジティブな感情が日
常生活の中で少しでも増えると，こころの健康には良いということです。「ポジ
ティブな感情」と一言で言っても，その感情はさまざまです。たとえば，「幸せだ」
という「幸福感」や「ありがたい」という「感謝」,「おもしろそうだ」という「好
奇心」や，「笑い」がもたらす「楽しい気持ち」もありますよね。運動中やその
直後に感じる「活動的な気持ち」もそうですし，「平穏な気持ち」のように，安
らかで静的な感情もポジティブな感情です。

　感情にはどのようなものがあるかを理解する上で，図1（23 ページ）のように二
軸で考えるとわかりやすくなります。縦軸は上が「活性」で下が「不活性」，そし
て横軸は左が不快（ネガティブ）で右が快（ポジティブ）になります。欧米圏で
は「幸せ（ハッピー）」という言葉は右上の「快・活性」のイメージを持たれるそ
うですが，日本をはじめ，アジア諸国ではどちらかというと「心の平安」のような，
右下の「快・不活性」の印象が強いかもしれません。どちらが良い・悪いではなく，
自分自身の感情が左側ばかりに偏らないように，右側の感情も日常生活の中で増

やしつつ，バランスを取っていくことが大事です。ここで重要なことはバランスであり，ネガティブな感情をゼロにすることではありません。Chapter 1 で学んだように，ネガティブな感情は自分を守るために必要なものです。身体が疲れている時には，疲れた気分が自分の身体に知らせてくれることで，私たちは休もうとしますし，不安になることで，大事な会議やテストの前には入念に準備をするのです。

　一方，ポジティブな感情の役割って何だと思いますか？　この快の感情はただ心地よいというだけでなく，実は，私たちの視野や行動範囲を広げ，リソースを見つけて構築するのを助けてくれるのです（これを「拡張−形成理論（Broaden-and-Build Theory）」と言います）。ポジティブな感情が湧き起こってくると，思考の枠がとれて，考えや視野が広がったり，新しい発想が生まれやすくなります。また，快適な場所を離れて新しいことにチャレンジしてみようという気になったり，他人に声をかけてみようという気になったりしませんか。そのような行動で自分の能力や社会的リソースが構築されプラスのスパイラルを生み出す効果が実験によって明らかになっています。皆さんもネガティブモードの時には気づけなかったことも，リラックスしていると，発想が豊かになったり，今まで気づいていなかったことに気づいたりしたことがありませんか？　まさに，「笑う門には福来る」という昔の知恵が，サイエンスでも明らかになってきたのです。

　皆さんもリラックスしている時に良いアイデアが生まれたり，気持ちが前向きな時に「やってみよう」と新しいことに挑戦したことはありませんか？　思い出してみましょう。

> （例）外でジョギングしてスッキリした時に，ふっと午後のプレゼンの発表方
>   法を思いついた　等

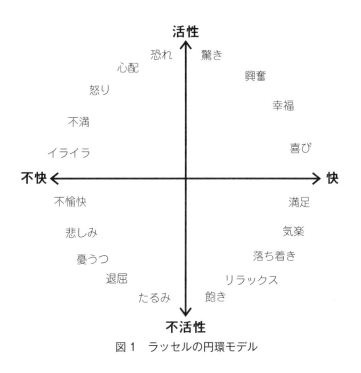

図1　ラッセルの円環モデル

　さらに，このポジティブな感情は，「こころの健康」だけではなく，「身体の健康」にも良いという報告もあるのです。たとえば，ポジティブな感情は免疫力を高め，心血管系疾患の改善を促進し，また，長生きすることにも相関があったのです。

　これまでは「健康だから幸せだ」と思われていましたが，実は，「幸せだから健康だ」ということが明らかになってきたのです。米国ハーバード大学医学部では，その研究をさらに進めようと，2015年に約21億円をかけてLee Kum Sheung Center for Health and Happinessという健康と幸福感の研究施設を創設しました。

　日本でも沖縄の人の長寿の秘訣が食事や運動以外にも，このポジティブな感情にあるのではないかと世界中の研究者から注目を集めています。こころと身体の健康のために，ポジティブな感情も増やして，バランスを保っていきたいですね。

ステップ2 ポジティブな感情に気づく

ステップ1では，ポジティブな感情がなぜ大切なのかについて見てきましたが，いくら大事だとわかっていても，毎日，幸せに生きようとするのはなかなか難しいことですよね。

「振り返っても自分の人生，そんなに良いことが起きてきたわけじゃないし，良いことがあっても次に悪いことが待っているから，なんだか手を広げて喜べないし……」と思われる方もいらっしゃると思います。

そうなんです。実はポジティブな感情や体験は忘れやすく，残りづらいという特性があるのです。一方，ネガティブな感情や体験はその真逆で，いつまでもべったりと残る特性があります。「もう，あんなことが起きてほしくない」と自分を守るために，脳がしっかり記憶しようとするのです。ネガティブな感情はフライパンにこびり付いた焦げのように忘れにくいのです。

また，脳波実験から，脳に与える強度についてもポジティブな体験よりもネガティブな体験の方が強いことが明らかになっています。ですから，ネガティブなことの記憶が残りやすいのも自然なことなのです。

学校でも仕事でも，行事ごとやプロジェクトが完了する度に行われる反省会で，「ここが悪かったから次回はこうしよう」とマイナスのことばかりが話題になる経験，ありませんか？

でも，よく考えてみてください。本来私たちの日常生活では，実はポジティブな出来事の方がネガティブな出来事よりも多いのです。たとえば，朝コーヒーを飲んで「ああ美味しい」と思ったり，YouTube を観てクスッと笑ったり，日常生活を丁寧に見ていくと，ネガティブな体験よりも，ポジティブな体験の方が頻度は多いはずなのです。

しかし，1日の終わりにその日を振り返った時，そのような些細な体験は忘れてしまっています。それよりも，「ああ，今日，上司にああ言われてしまったな」とか，「あの時，あの子の反応がなんか良くなかったなあ」というネガティブな

出来事の方が，同じ些細な出来事でも気になってしまいます。

　そのため，ポジティブな感情を増やすためにまず大事なことは，日常生活の中にある些細なポジティブな感情に気づくことなのです。見過ごした些細なプラスの出来事に気づいていくことが，わりと簡単にポジティブな感情を増やすのに役立ちます。

　このポジティブな出来事に対する感度を高めるために，ポジティブサイコロジーでは「1日の終わりに良かったこと（または感謝すること）を3つ書く」というエクササイズがあります。1日の終わりに3つ良かったことを（また，できれば「なぜそれが起きたのか」も）書いていくと，日常生活の見過ごしていた何気ないプラスの出来事に気づけるようになっていきます。特別に良かったイベントを書く必要はありません。「朝の日差しが気持ちよかった」「お昼に食べたカレーが美味しかった」など，些細な出来事でいいのです。

　それを1週間書き続けてみると，幸福感が高まり，抑うつ傾向を下がるという研究報告があります。「たったこれだけ？」と思われるかもしれませんが，実際にやってみたらその効果を徐々に感じられると思います。ちなみにこのエクササイズは「1日の終わりに」というのがミソです。

　「ピーク・エンドの法則」というものがあり，人間の記憶はピークとエンディングの記憶が残りやすいと言われています。映画でもクライマックスとエンディングが記憶に残りやすいですよね。1日の終わりに今日あった良かったことを3つ書いていくと，振り返った時に「なんだかんだあったけど，あの日は良い日だったな」という記憶が残っていきます。こころの健康に関して，「終わり良ければすべて良し」が統計的にも正しいことがわかってきたのです。

　次ページから1カ月分のスペースを空けておきましたので，ぜひ，1日の終わりに良かったことを3つ書いてみてください。

練習 1日の終わりに良かったことを3つ書く

月　日（　　）	1
	2
	3
月　日（　　）	1
	2
	3
月　日（　　）	1
	2
	3
月　日（　　）	1
	2
	3
月　日（　　）	1
	2
	3
月　日（　　）	1
	2
	3
月　日（　　）	1
	2
	3

月　日（　）	1	
	2	
	3	
月　日（　）	1	
	2	
	3	
月　日（　）	1	
	2	
	3	
月　日（　）	1	
	2	
	3	
月　日（　）	1	
	2	
	3	
月　日（　）	1	
	2	
	3	
月　日（　）	1	
	2	
	3	
月　日（　）	1	
	2	
	3	

月　日（　　）	1	
	2	
	3	
月　日（　　）	1	
	2	
	3	
月　日（　　）	1	
	2	
	3	
月　日（　　）	1	
	2	
	3	
月　日（　　）	1	
	2	
	3	
月　日（　　）	1	
	2	
	3	
月　日（　　）	1	
	2	
	3	
月　日（　　）	1	
	2	
	3	

	1	
月　日（　）	2	
	3	
	1	
月　日（　）	2	
	3	
	1	
月　日（　）	2	
	3	
	1	
月　日（　）	2	
	3	
	1	
月　日（　）	2	
	3	
	1	
月　日（　）	2	
	3	
	1	
月　日（　）	2	
	3	
	1	
月　日（　）	2	
	3	

ステップ3 ポジティブな感情を味わう

　ステップ2ではポジティブな感情は見過ごしやすいので，ちゃんと書き留めることで気づくようになるという話をしました。次に，気づいた上で重要になってくることは，その感情をしっかり味わうことです。ポジティブな感情はネガティブな感情と違って，残りにくい特性がありました。ですから，せっかく嬉しいことや楽しいことがあったとしても，すぐに忘れてしまいます。

　日常生活においてポジティブな感情を増やすためには，その1つ1つの感情を深く味わい，粘着力を持たせることが重要になるのです。仕事のメールを急いで返しながら，美味しいものを食べても，その味を覚えていないことってありますよね。

　一方，奮発して高級料理店に行ったら，出されたものは「ああ，美味しい」とゆっくり味わいながら食べませんか。日常生活の中にあるポジティブな感情を少しでも長引かせるために，意図的にゆっくりと味わってみてください。この技法をポジティブサイコロジーでは「Savoring（深く味わう）」と言い，実際に試してみると幸福感が高まり，抑うつ傾向が下がると報告されています。

　ゆっくりと深く味わう対象は食べ物でも，美しい夕日などの景色でも，温かいシャワーでも，友人との会話でも構いません。ツルツルと滑って残りにくいポジティブな感情を長引かせるように，じっくり味わってみてください。

練習　今あるポジティブな感情を味わう（Savoring）

　身近にあるものを深く味わう練習をしてください。ここでは練習としてチョコレートにしましょう。食感や香り，見た目や味など，五感を使って異なる側面を気にかけながら，時間をかけてゆっくりと味わってみてください。普段食べているチョコレートと何が違うか，気づいたことを書いてください。

（例）市販のものでも思ったより香りがあることに気づいた，舌ざわりがなめ
　　　らかだった　等

　さきほどは，現在進行形の「今」あるポジティブな感情をゆっくり味わうとい
う話でしたが，この深く味わう対象は今起きているものでなくても構いません。
過去に起きた嬉しかったことや楽しかったこと等の体験を目を瞑って思い出す
と，その時の感情って呼び起こされませんか。

　昔のことを思い出してクスッと笑ったり，「あの時は本当に充実していたなあ」
と感慨深くなったり。過去のポジティブな体験を思い出して，その感情を再び味
わう。実はこれも「こころの健康」という観点ではとても意味があることなのです。

　目的は，ネガティブな感情ばかりになっている時，ポジティブな感情も増やす
ことでバランスを保つことです。

　1日の中でポジティブな感情を感じる時間を増やすためには，対象は「今」で
なくても構いません。よく過去や未来ではなく「今・ここ」に集中することが幸
せに繋がるとか，過去の栄光にしがみ付いてはいけないと言われることもありま
すが，ポジティブな感情が「今」ないのであれば，過去のものでも使えるものは
何でも使いましょう。その当時のポジティブな感情を再び「今」味わうことでこ
ころの健康を高めていきましょう。

練習　ポジティブな回想（Positive Reminiscence）

　目を瞑って，過去に起きたポジティブな出来事を思い出してください。録画し
た動画のように，その映像をリプレイして，ポジティブな出来事をありありと甦

らせてください。その映像を見ながら，湧いてくるポジティブな感情を味わって
ください。記憶の詳細まで思い起こし，何がその思い出を特別なものにしたのか
も考えてみてください。また，できればその思い出を誰かと共有してみてください。

　それでは，実際に思い出した時，どのような気持ちが湧いてきたか，どのよう
な身体の変化があったかを書いてみましょう。

（例）自然と笑っていた，なんだか胸の中が温かくなった，スキップをしたく
　　　なった　等

　もちろん，日常生活でポジティブな感情になるためには過去だけでなく，未来
の体験を使っても構いません。最高の自分を思い描いて想像してみることで，ポ
ジティブな感情を今，味わうこともできます。

　妄想しても行動しなければ意味がないと言われることもありますが，こころの
健康においては，未来を思い描く過程で生じるポジティブな感情を味わうことに
も意味はあるのです。

　ポジティブサイコロジーの研究でも，「最高の自分（Best Possible Self）」とい
う将来の最高の自分を思い描くエクササイズをしたところ，ポジティブな感情や
楽観性が高まるという効果が報告されています。日常生活の中で，ポジティブな
感情を味わう頻度を増やすために，ぜひ，実践してみてください。

練習　最高の自分（Best Possible Self）

　目を瞑って，未来の最高の自分を思い描いて，そこから生まれるワクワクした
プラスの感情を味わいましょう。

　将来の自分の人生を思い浮かべてください。すべてが可能な限りうまくいっている様子を想像してください。今，自分の人生の目標のすべてを達成しています。まさにあなたの夢，すべてが実現しているのです。それを書いてみてください。

　もし，今，目の前にある問題が大きすぎて，なかなか最高の自分を思い浮かべることが難しい時には，奇跡が起きたことを想像してみましょう。

練習　ミラクル・クエスチョン

　ある晩，あなたが眠りについている間に……奇跡が起こり……，そして，あなたの問題がすべて解決しました。あなたは眠っている間に奇跡が起こったため，どのように解決したのかはわかりません。その日はどんな1日を過ごしますか？

　その奇跡が起きた1日を，起きてから寝るまで，具体的に書いてみましょう。

ステップ4　ポジティブな感情を生み出す

　23ページの図1で見たように，ポジティブな感情にもいろいろなものがありますが，「こころの健康」にとって，特に生み出したい感情が4つあります。それが「感謝」「希望」「面白さ（Interestingness）」そして「愛情」です。

　「感謝」という感情は「副作用のない良薬」とも言われており，心身の健康にとって有効であることがわかっています。ポジティブサイコロジーでは，感謝は「人生における良いものを認め，それは自分の外部がもたらしてくれたものだと自覚する感情」と定義し，外部の誰かからの恩恵に感謝するという，「関係性」に関するものとして扱われています。

　感謝の効果として，幸福感や楽観性が高まるだけでなく，うつ症状の軽減やストレスホルモンであるコルチゾールの低下，血圧の低下，また睡眠の質の改善や健康行動の増加など，さまざまな報告があります。

　「感謝」という感情は道徳的な意味だけでなく，心身の健康にとっても重要な役割を果たしているのです。ポジティブサイコロジーでは，この感情を生み出すために，さまざまなエクササイズが検証されていますので，ぜひ実践してみましょう。

> *"Gratitude is the healthiest of all human emotions.*
> *The more you express gratitude for what you have,*
> *the more likely you will have even more to express gratitude for."*
> ——*Zig Ziglar*
>
> 感謝は人間の感情の中で最も健康的なものである。
> あなたが自分の持っているものに感謝を表せば表すほど，
> 感謝したくなるものをさらに手に入れるだろう

練習 感謝のエクササイズ

以下の空欄を埋めて，文章を作って下さい。

ある日，_____が，私のために時間を割いて，（または努力を
して）_____くれた時，とても嬉しかったです

私のためにそのことをやる代わりに，_____も
できたはずだったのに，私のために時間を割いてくれたのです

練習 感謝の手紙 (Gratitude Letter)

　これまでの人生でとても感謝しているけれども伝えられていない人を思い浮か
べ，感謝の意を伝える手紙を書いてください。できれば，その手紙をその人の前
で直接，読み上げてください。

　感謝をすることに関して，注意事項があります。それは，「感謝深くなろう」と思い過ぎると自意識過剰になってしまい，逆効果になってしまうという点です。自分のパフォーマンスにフォーカスし過ぎるとパフォーマンスが下がってしまうように，感謝を促進するためには自己を忘れることが重要です。ですから，感謝の手紙を書く際にも，本当に相手のことを思って書いてください。

　因みに，普段，何気ない日常生活を送っていると，なかなか感謝できることがないと思う方もいらっしゃるかもしれません。その場合，感謝できることを探す前に「ありがたいなあ。だって」と先に言ってみましょう。口に出してみると，その根拠を脳が勝手に探し始めるはずです。

　このことについては，まだ科学的に実証されているわけではありませんが，脳には矛盾を嫌うという特性があるため，「ありがたい」と言ってしまうと，「なぜありがたいんだろう？」と矛盾を避けるために「ありがたい」と思う根拠を探し始めることが多いようです。

　普段，なかなか感謝できることが少ないと感じる方は，気持ちが伴っていなくても良いので，ぜひ，「ありがたいなあ。だって」を口癖にしてみてください。

　次に大切にしたいポジティブな感情は**「希望」**です。ポジティブサイコロジーでは，「希望」と「感謝」というポジティブな感情が人生の満足度に最も相関していることが報告されており，こころの健康を高めるためにも，日常生活で増やしたい感情の1つです。皆さんは今，どのくらい希望に満ち溢れていますか？　どのくらい良いことが将来に起きると感じながら生活されていますか？　まずは現状を確認してみましょう。

　今，あなたはどのくらい希望に満ち溢れていますか？　10段階で10が将来，やりたいことが明確でそのことが実現するかもしれないと心がときめいている状態で，1が全く将来，やりたいことがなく，良いことが起きるはずがないと思っている状態だとすると，今，どの辺りですか？

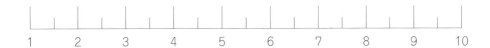

この数字の理由は何ですか？

（例）6点。特に将来に対して悪くなるイメージはないけど，やりたいことが
　　　漠然としているから　等

　この「希望」ですが，ポジティブサイコロジーの研究によると，次の3つの構成要素が揃った時に，人は「希望」が湧いてくると考えられています。それは「価値ある目標 (Valued goal)」「発動性 (Agency thinking)」「経路 (Pathway thinking)」です。
　1つずつ見ていきましょう。

　まずは「価値ある目標」です。「希望」がある状態というのは，そもそも将来に対して目指しているものや方向性があるために湧き起こるものです。ですから，希望があるというのは，自分にとって大事だと思う「目標」があることが前提であり，将来に希望がもてないと感じている人は，この向かうべき「目的地」がない状態が多いようです。

　2つ目の構成要素は「発動性（Agency thinking)」，これは「自分はその目標を達成することができる」という感覚，そしてそのために発動するエネルギーやモチベーションがあることを指します。ある意味，自己効力感 (Self-efficacy) に近いものですが，「その目的地に行くまでの車のガソリンが満タンかどうか」という点です。

　確かに目標を設定した時に,「自分の実力だったら, その目標を達成できるかも」と思えれば, 希望が湧いてきますよね。いくら自分にとって大事な目標が見つかったとしても, 自分にはその能力がなくてできない, という感覚でいると希望は湧いてきません。そのため, 自分のスキルアップも希望を生み出すためには必要なのです。

　希望が湧いてくるために必要な３つ目の構成要素は「経路 (Pathway thinking)」, これは「ゴールまでの道筋」を意味します。どうやってその目標を達成することができるのかの道筋が見えれば, 達成できる希望が湧いてきますよね。車の旅で例えるなら, この「経路」は「カーナビ」です。目的地が明確でガソリンも十分, 辿り着くための道順もわかっているという状態を作っていくことが希望を生み出すプロセスになります。

　この３つの要素を１つ１つチェックしてみると, どこにテコ入れする必要があるのかが見えてきます。以下の「練習」でそれぞれの項目をチェックし, 希望を生み出すヒントを見つけましょう。

練習　希望の３要素を確認する

　今, 自分にとって大事な目標はどのくらい明確ですか？ 10 段階で表した時, 10 が非常に明確な状態で, 1 が自分の目標が全くわからない状態だとした時, 今, どの辺りですか？

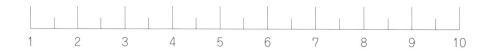

| 1 | 2 | 3 | 4 | 5 | 6 | 7 | 8 | 9 | 10 |

　その点数であるのはなぜですか？　５点の場合はなぜ４点ではないのでしょうか？　３点の場合は, なぜ２点ではないのでしょうか？　まずはあるものに目を

向けて，その理由について挙げてみましょう。1つ思いついたら「他には？」と少なくとも3回，自分に問いかけてみてください。「他には？」と問いかけることで，脳が探し出します。

> （例）7点。「留学」という自分のやりたいことが見えてきたから　等

今の自分の点数から，プラス1点した状態はどのような状態ですか？

> （例）改めて，その目標を達成することの重要性がわかっている状態　等

その状態になった時，今と比べてどのような違いが生み出されますか？

> （例）今よりもそれをやろうという気持ちが湧いてくる　等

プラス1点の状態になるためには，何が起きる必要がありますか？

（例）それをやることが自分にとってだけでなく，周囲の人にとってどんなプラスの影響があるのかも知ること　等

具体的にできそうな最初の小さな行動は何ですか？

（例）仲が良い同僚のAさんに聞いてみよう　等

　あなたにとって大事な目標を達成するための能力が自分にどれくらいありますか？　10段階で表した時，10がその能力が「自分にある」とはっきり言える状態で，1がその能力が自分に全くないと思う状態だとした時，今，どの辺りですか？

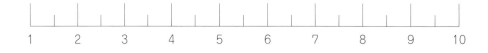

1　　2　　3　　4　　5　　6　　7　　8　　9　　10

　その点数であるのはなぜですか？　5点の場合はなぜ4点ではないのでしょうか？　3点の場合は，なぜ2点ではないのでしょうか？　まずはあるものに目を

向けて，その理由について挙げてみましょう。1つ思いついたら「他には？」と
少なくとも3回，自分に問いかけてみてください。「他には？」と問いかけるこ
とで，脳が探し出します。

> （例）5.5点。留学に行く最低限必要な資金はあるし，できないこともないか
> 　　な，と漠然と思うから　等

今の自分の点数から，プラス1点した状態はどのような状態ですか？

> （例）もう少し英語力をつけて，スムーズにコミュニケーションがとれる状態
> 　　等

"In order to carry a positive action,
we must develop here a positive vision."
——*Dalai Lama*

前向きな行動を起こすために，
私たちはポジティブなビジョンを育てなければならない

その状態になった時，今と比べて，どのような違いが生み出されますか？

（例）より現実味が出てきて楽しくなりそう　等

ブラス1点の状態になるためには，何が起きる必要がありますか？

（例）毎日机に向かって勉強するだけでなく，実際に話す機会を設ける　等

ブラス1点の状態になるためには，誰・何が役立ちそうですか？

（例）オンラインで現地の人とマンツーマンの英会話を始めてみる　等

具体的にできそうな最初の小さな行動は何ですか？

（例）実際に使えるサービスがないか，調べてみる　等

あなたにとって大事な目標を達成するまでの道順はどこまで明確ですか？　10段階で表した時，10が「こうすれば目標が達成できる」と明確に見えている状態で，1が何をしたらいいのか全くわからない状態だとした時，今，どの辺りですか？

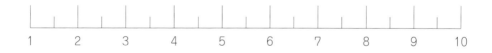

その点数であるのはなぜですか？　5点の場合はなぜ4点ではないのでしょうか？　3点の場合は，なぜ2点ではないのでしょうか？　まずはあるものに目を向けて，その理由について挙げてみましょう。1つ思いついたら「他には？」と少なくとも3回，自分に問いかけてみてください。「他には？」と問いかけることで，脳が探し出します。

> *"Pain is real, but so is hope."*
> ——*Proverb*
>
> （痛みは本物だが，希望も本物なのだ）

（例）8点。目標達成までの手順はわかっているので，何をすべきかは見えているから　等

今の自分の点数から，プラス1点した状態はどのような状態ですか？

（例）目標達成までの具体的なスケジュールを立てられる状態　等

その状態になった時，今と比べて，どのような違いが生み出されますか？

（例）逆算してあと○日って考えることで，本気になれそう　等

プラス1点の状態になるためには，何が起きる必要がありますか？

（例）具体的なスケジュールを立てるためにそれぞれの段階にかかる日数を調べてみる　等

プラス1点の状態になるためには，誰・何が役立ちそうですか？

（例）エージェントに問い合わせて聞いてみる，自分でネットの情報を調べてみる　等

具体的にできそうな最初の小さな行動は何ですか？

（例）問い合わせのメールを送ってみよう　等

　いかがでしょうか？　目標がより明確になったり，何をすべきかが見えてきて，希望が大きくなった方もいらっしゃれば，中にはそもそもの目標がないため，なかなか考えることが難しいと思った方もいらっしゃるかもしれません。

　こころの健康を育てるために，「希望」という感情から入る必要はありません。もし，この練習が難しかった人は，自分にとって楽しいと思えることや，ありがたいと思えること等，他のポジティブな感情を増やしてみましょう。焦らなくて大丈夫です。また目標が出てきた時に，この練習に戻ってきてください。

　「感謝」「希望」の次に，「興味深い（Interest）」や「面白い（Interesting）」という感情も見ていきましょう。「興味深く，面白い」という感情は，目新しく，複雑ではあるけれども，それを理解できるかも，という可能性がある時に生まれる感情だと言われ，この「面白い」という感情が，今，ポジティブサイコロジー界で注目を集めています。というのも，これまで，ポジティブサイコロジーの分野では，良い人生（Good life）は「幸せな人生」と「意義深い人生」の2つを軸として研究が進んでいました。

　しかし，近年，その2つ以外にも「心理的に豊かな人生（Psychologically rich life）」という人生も良い人生とする人の存在が明らかになってきたのです。

　「心理的に豊かな人生」とは，「さまざまな面白い経験や視点が変わる（Perspective-changing）体験を多く積んでいる人生」を指し，ポジティブな感情とネガティブな感情を両方とも強く感じながら，旅のように生きる人生を意味します。

　幸せな人生が快適さや安心感，喜びをもって，充足感のある生き方であるのに対して，心理的に豊かな人生とは，単調な日々ではなく，好奇心に満ち，目新しく，興味深いさまざまな体験を通して，視点が変わるような出来事をいくつも経験するドラマチックな人生です。ある人は旅行や留学，初めて行くコンサートでそれを経験し，またある人は小説や芸術鑑賞，映画鑑賞等の疑似体験を通して，その心理的に豊かな経験を積んでいきます。

　どちらが良い生き方かという話ではないのですが，もし皆さんが安定した快い幸福感よりも，このような好奇心に満ちた刺激的な人生を求めているとすれば，

この「面白い」という感情を日々，生み出すことが人生を豊かにするためにとても大切になってきます。

　そこで，「面白い」という感情を日常生活の中で生み出すために，以下2つのポイントからできそうなことを実践してみることをお勧めします。

1．これまでやったことがない，目新しい体験してみる

　（例）普段行かないような集まりやオフ会に参加してみる

　　　　自分と異なる趣味をもっている友人とその趣味をやってみる

　　　　これまで降りたことのない駅で降りて，周辺を散策してみる

2．興味深く複雑なものを理解しようと取り組んでみる

　（例）抽象画を鑑賞する

　　　　脱出ゲームに参加してみる

　　　　複雑な推理小説を読む

　キーワードは「目新しさ」と「複雑さ」です。いつもと同じで単純なことに，人はなかなか「面白い」という感情をもつことができません。

　そのため，少し普段と違うことや「何だ，これは！？」と少し驚いてしまうようなことに出会える機会を意図的に増やしていきましょう。

　また，心理的に豊かな人生を送りたい，刺激的な人生を送りたいと望まれる方は，単に目新しく，複雑なものを体験するだけでなく，それによって，「自分の見方や視点が変わるような体験」を探してみることもお勧めします。

　これまで参加したことのない集まりに参加してみる等，目新しい体験をすることで「面白い」という感情は湧いてくるかもしれませんが，その経験が心理的に豊かな経験になるかどうかは，その体験を通して「自分の考え方や見方，視点が変わるような経験を伴うこと」がカギだと言われています。

　たとえば，私は 23 歳の時に初めてフィリピンを訪れたのですが，当時，私はスラムで生活する人は経済的に貧しく，常に悲壮感をもっていると思っていました。

　しかし，実際にスラムを訪れてみると，あるバラック小屋の中で，なんとテレビとカラオケセットが光り輝き，大勢の人たちが楽しそうに歌っている光景を目の当たりにしたのです。

　「貧しいから悲しいなんて単純に言えないな」と思いました……。

　しかし，一方で彼らの生活に「何も問題がない」とも言うことはできない，決して一言では片付けられない複雑で目新しいものに出会った私は，これまでのものの見方が変わってしまいました。

　単に目新しいものを見て，興味深いと感じるだけでなく，このようにものの見方が変わる体験を積んでいくことは，私たちの心をより豊かにしてくれます。

　異なる文化を体験できる海外では，このような心理的に豊かな経験を積める機会があちらこちらに散らばっているのですが，海外まで行かなくとも，「月に 1 回は知らない土地に行ってみる」「小説を読み，波乱万丈な人生を送る主人公の心情を深く味わう」等，身近なところでも目新しく，視点や見方が変わるような体験をすることは可能です。

　ぜひ，試してみてください。

"Life begins at the end of your comfort zone."
——*Neale Donald Walsch*

（人生はあなたのコンフォートゾーンの際限から始まる）

過去に自分の見方や視点が変わった面白い体験，ベスト3は何ですか？

第1位

第2位

第3位

今月中にやってみたい，興味がある新しい体験は何ですか？

（例）家の近くで気になっていたけれどなかなか入れなかったお店に入ってみ
　　　る　等

　最後に，さまざまなポジティブな感情の中でも，最上のものとして位置付けられているのが**「愛情」**という感情です。

　この感情も，日常生活でより生み出していきたい感情ですが，ポジティブサイコロジーでは，この「愛情」とは，何もロマンチックなものを指しているのでなく，「互いの間で瞬間的に響き合う，『繋がっている』という感覚（Micro-moment of connection）」と定義されています。

　「愛情」という感情は，永続的なものではなく，「繋がっている」という瞬間的な感覚や共振であるため，別に恋愛でなくても，誰かにニコッとアイコンタクトをするだけでも瞬間的に湧き起こるものなのです。

　たとえば，レジの店員さんと目を合わせて，ニコッとするだけでも，この「瞬間的な繋がりの感覚」は体内で生まれています。

　この感情は，副交感神経系である迷走神経の機能を向上させ，その改善によって，心拍数がゆっくりと健康的になるという研究結果が報告されています。ですから，ポジティブな感情を増やす工夫として，「誰かの目を見てニコッとする」ことも，心身の健康を高める上で，とても効率的かつ効果的なのです。

　ご自身の心身の健康のためにも，相手の目を見てニコッとする機会を意図的に増やしてみてはいかがでしょうか？　そして，その時「あっ，自分が健康になっているし，相手も健康になっている」と認識してみるのもいいかもしれません。

練習　瞬間的な繋がりの感覚体験を増やす

　日常生活で「繋がっている」というお互いが共振する，瞬間的な感覚を得るために，他者と笑顔でアイコンタクトをする頻度を増やしてみましょう。

　そして，そうしなかった日と比べて，自分のこころの健康度合いを振り返ってみてください。普段からしている方は，アイコンタクトをする度に「自分も相手も心身共に健康になっている」という気持ちをもってみてください。

　それでは，誰にアイコンタクトを取りますか？

（例）いつも行くカフェの店員さん　等

　今，私たちはこころの健康やポジティブな感情という目に見えないものを扱っています。抽象的なものを具体的に考えて，アクションに繋げるためには数値化

して，プラス１を考えていくことが役立ちます。

　ポジティブな感情を日常生活で増やすために，先程の「希望」の練習にも使ったスケーリングという技法を用いて，以下の質問に回答しながらアクションを計画してみましょう。

　　練習　ポジティブな感情を増やすアクションプランを作る

　今日１日を平均したポジティブな気持ち（喜び・楽しみ・感謝・愛情・希望など）を10段階で表した時，10が理想的な自分のポジティブな気持ち，１が過去最悪の状態とした時，今，どの辺りですか？

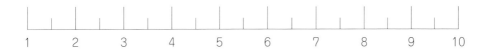

　その点数であるのはなぜですか？　５点の場合はなぜ４点ではないのでしょうか？　３点の場合は，なぜ２点ではないのでしょうか？　まずはあるものに目を向けて，その理由について挙げてみましょう。１つ思いついたら「他には？」と少なくとも３回，自分に問いかけてみてください。「他には？」と問いかけることで，脳が探し出します。

（例）７点。天気が良かったし，仕事でも明確にやることがあったから　等

今の自分の点数から，プラス1点した状態はどのような状態ですか？

（例）気軽に話せる相手と連絡を取り合えている状態　等

その状態になった時，今と比べて，どのような違いが生み出されますか？

（例）明らかに気分が軽くなりそう　等

誰がその変化に気づきますか？

（例）一緒に働いている同僚から「表情が明るいね」と言われるかも？　等

プラス 1 点の状態になるためには，何が起きる必要がありますか？

（例）気軽に話せる相手を探す必要がある　等

具体的にできそうな最初の小さな行動は何ですか？

（例）最近音沙汰のなかった人に連絡をとってみようかな　等

いつそれをやりますか？

（例）あとでやろうとすると面倒になるから，今，LINE してみよう　等

いかがでしょうか？　今，上記に書いた行動は些細なことに過ぎません。しかし，些細な違いが，徐々に大きな違いをもたらします。

今の状態を確認して，プラス1点（難しい場合はプラス0.5点）の状態を具体的に思い描き，その状態になるために起きる必要があることを考えるプロセスを助けるためにスケーリングという技法はとても役に立つものです。こころの健康の他の構成要素を高めるためにも登場しますので，ぜひ，この練習を通して，自分のものにしてくだささい。

まとめクイズ

Q1. ポジティブな感情は（ハッピーしかない・動的なものと静的なものがある）

Q2. ポジティブな感情は（気づきにくい・気づきやすい）

Q3. ポジティブな感情を増やすために（些細な良い出来事に気づくことが大切・大きなイベントを多く実施することが大切）である

Q4. ポジティブな感情は記憶に（残りやすい・残りにくい）

Q5. ポジティブな感情を増やすために（ゆっくり味わう意識が必要・あるがままに任せることが大事）

Q6. 感謝することは（自分にメリットがない・自分の心身の健康にとっても良い）

Q7. 希望は目的地が明確で，それに辿り着く能力があり，（道筋が明確である・他人からの称賛がある）と湧き起こりやすい

Q8. 目新しく面白いと感じる体験の中で，（視点が変わる・将来に繋がる）体験は人生に心理的な豊かさをもたらす

Q9. 愛情は（好きな人に対してのみ・誰に対しても）湧き起こる「瞬間的な繋がり」の感覚

A1. 動的なものと静的なものがある

A2. 気づきにくい

A3. 些細な良い出来事に気づくことが大切

A4. 残りにくい

A5. ゆっくり味わう意識が必要

A6. 自分の心身の健康にとっても良い

A7. 道筋が明確である

A8. 視点が変わる

A9. 誰に対しても

memo

memo

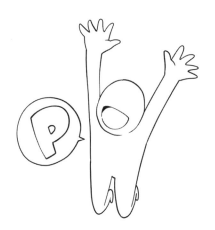

Part 2　エンゲージメントを高めよう

　Part 1 では，「こころの健康」の 1 つの構成要素であるポジティブな感情を増やすためのエクササイズを学んできました。Part 2 では，2 つ目の要素であるエンゲージメントについて学んでいきたいと思います。

　なかなか耳慣れないカタカナかもしれませんが，「エンゲージメント」という言葉を聞いた時，何を連想されますか？　昨今，企業の HR 業界でもエンゲージメントという言葉が流行っていますが，皆さんの中には「エンゲージメントリング（婚約指輪）」を想像された方もいらっしゃるかもしれません。

　私は高校，大学時代にラグビーをやっており，スクラムを組む際に「タッチ・ポーズ・エンゲージ」というレフェリーの掛け声と共に相手にぶつかっていたため，前のめりに突っ込み，がっちり組み合わさるようなイメージをもっています。

　ここでは，エンゲージメントとは何か，それを高めることがなぜこころの健康に繋がるのか，そして，エンゲージメントを高めるために日常生活でどんなことができるのかについて学んでいきましょう。

ステップ1 エンゲージメントを知る

　エンゲージメントにも，さまざまな定義がありますが，「こころの健康」で言われるエンゲージメントとは，「時間の感覚が無くなり，ある活動に没頭している状態（専門用語でフロー状態と呼びます）」のことを指します。「エンゲージメント＝フロー状態」と言い換えても，差し支えありません。

　たとえば，夢中になってサッカーをしている等，ある活動に没頭している時，その活動と自分には深い「繋がり」があり，人とその活動ががっちりと組み合わさって，一体となっているようなイメージがわきませんか。

　このように時間の感覚が無くなり，ある活動に没頭している瞬間が1日の中で
より多いと，人は「その日は充実していた」と感じます。学校の授業中に退屈で
早く終わらないかなと時計ばかり見ている時と，目の前の問題を解くのに夢中に
なっている時とでは，明らかに後者の方が，こころの健康が高い状態です。

　また，この没頭している瞬間は，とても集中している状態なので，嬉しい，楽
しい等のポジティブな感情が湧き起こってくるというよりもむしろ，真空状態の
ような感覚になります。

　しかし，終わってみれば，「またあの感覚を体験したい」と次の機会を求める
ような深い充足感を与えてくれます。このフロー状態を日常生活で体験すればす
るほど，こころがより健康になっていきます。そのためには，まずはこれまでの
人生でどのような活動に時間を忘れて没頭したのかを見つけ出すところから始め
てみましょう。

　たとえば，私の場合，教員研修用にポジティブサイコロジーのスライドをPC
に向かって作成している時に，よく時間の感覚がなくなります。どの画像が最も
効果的にポジティブサイコロジーの理論をわかりやすく伝えられるか，どのアニ
メーションにしようかなどと，考えながらやっていると，没頭してしまい，気が
つけば「もうこんな時間！」となっていることがよくあるのです。

　やっている最中は特に「楽しい」という感情はないのですが，やり終えた後に
深い充足感を得ていることに気づきます。皆さんにとって，フロー状態になるの
は，どんな時ですか？　少し振り返ってみましょう。

練習　自分のフロー状態を振り返る

　これまでの人生を振り返り，時間も忘れてある活動に没頭したことを思い出し
て，リストアップしてみてください。

　幼少期のことでも，最近のことでも構いません。

1
....

....

....

2
....

....

....

3
....

....

....

ステップ2　エンゲージメント（フロー状態）を生み出す

　こころの健康を高めるために，どのようにこのフロー状態を日常生活で増やしていくことができるのでしょうか？

　残念ながら，ポジティブサイコロジーの研究では，まだ意図的にフロー状態が誘発されるエクササイズは確立していません。

　しかし，どのような条件が整ったら，フロー状態になりやすいのかは明らかになっています。主な7つの条件をみていきましょう。

1．注意の散漫を避ける

　基本的なことで，まず注意が散漫になるような環境では，時間も忘れて没頭することが難しいかもしれません。

スマホの SNS が気になる，子どもが横で騒いでいる等，自分自身の注意がそちらに向いてしまうような環境を避けることが基本的な条件になります。まずは物理的に工夫できることを考えましょう。

2. 目的が明確である

向かうべき方向性や何にフォーカスすべきなのかが明確であればあるほど，そこにエネルギーを注ぎ込むことができます。

仕事でも優先順位が付けられていないと，頭の中がごちゃごちゃでなかなか集中できませんよね。具体的に何がゴールなのかをまずは明確にしましょう。

3. ただちにフィードバックが得られる

フロー状態とは，何かの活動に夢中になっている状態です。その活動に対して，ただちにフィードバックがもらえるとよりフロー状態になりやすいとも言われています。

たとえば，携帯ゲームやオンラインゲーム等では，勝ったか負けたか，もしくはレベルが上がったり，アイテムを獲得したりと可視化され，すぐにフィードバックをもらえる状況です。それによって，さらに強くなろうと没頭していき，のめり込んでいきます。

このように，ゲームには時間を忘れて没頭できるような条件が存分に散りばめられているのです。

4. チャレンジとスキルのバランスが保たれている

自分自身の能力と課題の難易度がうまくマッチしているとフロー状態になりやすいと言われています。このバランスによって，主に 3 つの心理状態が生まれます。

> 「自分の能力」＞「課題の難易度」
>
> 　余裕でできてしまうため，退屈したり，無気力になる
>
> 「自分の能力」＜「課題の難易度」
>
> 　できないかもしれないので，心配したり，不安になる
>
> 「自分の能力」＝「課題の難易度」
>
> 　フロー状態：時間も忘れて，その課題に没頭できる

　つまり，もし自分の能力の方が課題よりも高ければ，課題の難易度を上げることでフロー状態になりやすくなるでしょう。反対に，自分の能力が課題よりも低ければ，課題を易しくするか，もしくは，自分のスキルアップをすることでフロー状態になりやすくなります。

　ここで重要なことは，この自分の能力や課題の難易度は，自分の評価による，という点です。客観的な能力と難易度ではなく，主観的な自分の能力と課題の難易度がマッチする時にフローになりやすいのです。本当はとても能力が高いのに，自分自身の能力を低く見積もって課題が難しいと感じている場合にはフロー状態になりにくいのです。ですから，あくまでも自分の評価を基準において，いかにフロー状態になれるかを考えてみてください。

　図2は主観的な自分の能力と課題の難易度を二軸においた心理状態を表したものです。この表を参考にして，自分は何をしたらよいかを考えるキッカケにしてみてください。

"Flow is hard to achieve without effort."
——Mihaly Csikszentmihalyi

（フローに到達するには努力が必要である）

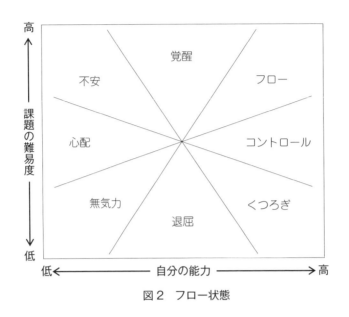

図2　フロー状態

　今，取り組んでいるタスクを1つ思い浮かべてください。そのタスクの難易度と自分の能力は釣り合っていますか？　もし釣り合っていなければ，どのような工夫ができるかを「難易度」「自分の能力」を切り口に考えてみてください。

（例）最近仕事に慣れてきて，少し退屈に感じる時があるから，上司にもう少し難しい仕事をもらえるように相談しようかな　等

5．失敗することへの心配がない

　失敗しても大丈夫という安心感や，失敗はしないという自信もフロー状態になる条件と言われています。

　確かに，失敗を恐れている限り，時間を忘れるほど没頭することは困難ですよね。フロー状態になるためには，「失敗しても大丈夫」という心理的安全があることも重要ですし，また，アスリートが競技中にフロー状態になるのも，これまで多くの練習を積み重ねてきた結果からくる揺るぎない自信があるからなのかもしれません。いずれにしろ，失敗することへの心配がない状況をいかに作れるかがポイントになります。

6.　自己や周囲の状況を忘れている

　フロー状態の時，ある意味，「現実世界」から切り離されている感覚になっていることが多いと言われています。

　特にここで強調したいのが「自己を忘れている」という条件です。他人からどう思われているのか，ばかりに自分の注意が奪われていたら，ある活動と一体となって没頭することはできません。絵を描いたり，遊んでいる子どもがすぐに没頭できるのも他人からの評価を気にしていないからなのでしょう。既述「5」の心理的安全にもかかわりますが，周囲の評価からどのように解放されるか，ということが1つのキーポイントになります。

7.　活動に本質的な価値がある

　フロー状態になる条件として，行っている活動それ自体に自分が価値を感じていることも大事な要素です。お小遣いをくれるから勉強する等の外発的な動機ではなく，このことがもっと知りたいから取り組んでいるという内発的な動機があることがフロー状態の前提条件です。ギターを弾くことそれ自体が楽しい，この仕事をやるのは意義深い等，その活動それ自体に興味や価値を感じていることが重要です。

　以上，フロー状態になる上での7つの条件を見てきましたが，いかがでしょうか？　ステップ1の練習で挙げた過去のフロー体験にもう一度戻って，この7つの条件を見ていくと，いくつかの条件に当てはまっていることがわかると思います。
　ご自身の経験を基に振り返ってください。

練習　フロー状態になる 7 つの条件

ステップ 1 の「練習」で挙げた 3 つのフロー体験（60 〜 61 ページ）を 7 つの条件に当てはまるか確認してください（当てはまっていれば「○」を）。

No.	フロー状態になる 7 つの条件	1	2	3
1	注意の散漫を避ける			
2	目的が明確である			
3	ただちにフィードバックが得られる			
4	チャレンジとスキルのバランスが保たれている			
5	失敗することへの心配がない			
6	自己や周囲の状況を忘れている			
7	活動に本質的な価値がある			

練習　フロー状態に近づける

日常生活でフロー状態になる頻度を増やすために，どんな工夫ができるでしょうか？

日常生活でフロー状態になり得る活動

（例）　皿洗い　等

7つの条件を参考にして，工夫できそうなことを考えてください。

No.	フロー状態になる 7 つの条件	✓	具体的な工夫（例）
1	注意の散漫を避ける	✓	スマホを遠ざけてみる
2	目的が明確である	✓	時間を設定してみる
3	ただちにフィードバックが得られる	✓	弟と競争してみる
4	チャレンジとスキルのバランスが保たれている		
5	失敗することへの心配がない		
6	自己や周囲の状況を忘れている		
7	活動に本質的な価値がある		

　それでは，ご自身のケースで考えてみてください。どんなに些細な活動でも構いません。目的はこころの健康を育てるために，日常生活の中でフロー体験を増やすことです。

日常生活でフロー状態になり得る活動

　7つの条件を参考にして，工夫できそうなことを考えてください。すべての工夫を記入する必要はありません。ゲーム感覚で考えてみてください。

No.	フロー状態になる7つの条件	✓	具体的な工夫
1	注意の散漫を避ける		
2	目的が明確である		
3	ただちにフィードバックが得られる		
4	チャレンジとスキルの バランスが保たれている		
5	失敗することへの心配がない		
6	自己や周囲の状況を忘れている		
7	活動に本質的な価値がある		

　いかがでしょうか？

　こころの健康を高めるには意図的な行動が必要です。ぜひ，ここで考えた工夫を試してみてください。

> *"Control of consciousness determines the quality of life."*
> ――*Mihaly Csikszentmihalyi*
>
> （意識のコントロールが人生の質を決める）

ステップ3　徳性の強みを活かす

　ステップ2では，日常生活でフロー状態になりやすい条件を整えるために何ができるかを検討してきました。ステップ3では，ポジティブサイコロジーの中核的テーマでもある「自分の強みを活かす」という観点からもエンゲージメントを高めるための道筋を考えていきたいと思います。

　ところで，皆さんの強みは何ですか？　改めて，このように聞かれると，なかなか思い浮かばない人も多いのではないでしょうか？

　Part 1でも見てきたように，私たちはどうしてもネガティブな方に目がいきがちな生き物です。ですから，自分の弱みや欠点はすぐに思いつくけれど，強みや長所はなかなか自分では見つけづらいものです。ポジティブサイコロジーの研究では，エンゲージメントが高い時，つまり，フロー状態の時には，自分の強みを何かしら活かしているという報告があります。

　ちなみに，ここで言われる「強み」とは，ギターが上手とか，勉強ができるというような知識やスキルではなく，より内的なものを意味します。

　表1をご覧ください。人間がもつ普遍的な強みを特定するために，ポジティブサイコロジーの心理学者たちが集結し，3年間かけて古今東西のさまざまな文献を研究した結果，6種の美徳とそれを構成する24種の強みを見出しました。

　この強みは「徳性の強み（Character Strengths）」と呼ばれ，人格の一部を表しています。この24種は人間であれば，大なり小なり誰しもがすべてもっており，中でも自分らしいと感じるものを「特徴的な強み（Signature Strengths）」と言います。

　人はフロー状態の時，この「特徴的な強み」を活かしているというのです。まずは一度，それぞれの徳性の強みの説明に目を通してみてください。

表 1　VIA 徳性の強み

美徳	徳性の強み	説明
知恵と知識（Wisdom and knowledge）知識の習得と活用を伴う認知的な強み群	創造性（Creativity）[独創性，創意工夫]	物事を行うのに目新しく，生産性の高いやり方を考える力。芸術的な成果を含むがそれに限定されない。
	好奇心（Curiosity）[興味関心，新奇探索傾向，経験への積極性]	今起きているあらゆる経験それ自体に興味を持ち，主題やテーマに対して興味深いと感じる。探求心を発揮して新しいことを発見することを好む。
	知的柔軟性（Judgement）[総合判断力，批判的思考力]	あらゆる角度から物事を考え抜いて検討する。決して安易に結論に飛びつかない。証拠に照らして判断を変えることができる。あらゆる証拠に対して等しく重きを置く。
	向学心（Love of learning）	新しいスキルや知識体系を身につけることは，独学でも正式な教育による場合でも明らかに好奇心の強みに関係しているが，好奇心の枠に留まらず，既知の知識についても体系的に理解を深める傾向がある。
	大局観（Perspective）[知恵]	人に対して賢明な助言ができる。自分にとっても，また他の人にとっても納得できるような，全体を俯瞰する視点をもっている。
勇気（Courage）外部または内部の反対にあっても目的を達成するという意思の発揮を伴う感情面の強み群	勇敢さ（Bravery）[勇気]	脅威や，試練や，困難や，苦痛などに決してひるまない。誰かの反対にあっても正しいことをきちんと言う。支持が得られなくても信念に基づいて行動する。身体を張るような勇敢さを含むがそれに限らない。
	忍耐力（Perseverance）[我慢強さ，勤勉さ，完遂力]	始めたことを最後までやり遂げる。困難にあっても粘り強く前進し続ける。必ず課題を終わらせる。課題をやり遂げることに喜びを見出す。
	誠実さ（Honesty）[真正さ，正直さ]	真実を語る。自分を誠実に語る。偽りなく存在する。自分の気持ちと行動に対して責任をもつ。
	熱意（Zest）[活力，意欲，気力，エネルギー]	感動と情熱をもって生きる。物事を中途半端にしたり，いい加減にすることはない。人生を冒険のように生きる。いきいきしており，活動的。

人間性 （Humanity） 他者を思いやった り，力を貸したり することを伴う対 人的な強み群	愛情（Love）	愛し愛される力。人との親密性，特に互いに共感し 合ったり，思いやったりする関係に重きを置く。人と 親しむ。
	親切心（Kindness） ［寛大さ，心遣い，配慮， 利他愛，「いい人」］	人に親切にし，人のために良いことをする。他人を助 け，面倒をみてあげる。
	社会的知性 （Social Intelligence） ［情緒的知性，対人関係力］	他者および自分自身の動機や感情を意識している。異 なる状況においても，そこでの適切な振る舞い方を 知っている。他者を動かすにはどうすればよいかを 知っている。
正義（Justice） 健全な地域社会生 活の基礎となる市 民としての強み群	チームワーク（Teamwork） ［社会的責任感，忠誠心， 市民性］	グループやチームの一員としてうまく立ち振る舞う。 グループに忠実で，その中で自分のやるべきことを行 う。
	公平さ（Fairness）	公平や正義という概念に従ってあらゆる人々を同様に 扱う。自身の個人的な感情が他者への評価をゆがめる ことを許さない。皆に公平にチャンスを与える。
	リーダーシップ （Leadership）	グループを動機付け，調和を形成する。自分が属する グループが物事を達成できるように力づけると同時 に，グループ内で良い人間関係が保たれるように尽力 する。グループのメンバーが活動しやすいように支援 し，実現できるように動く。
節制 （Temperance） 過剰を抑制する強 み群	寛容さ／慈悲心 （Forgiveness）	過ちを犯した人をゆるす。人にやり直すチャンスを与 える。決して復讐心をもたない。
	慎み深さ／謙虚さ （Modesty）	自分の業績を自慢せず，自ずから明らかになるのに任 せる。自分自身が脚光を浴びることを求めない。あり のままの自分以上に自分のことを特別だとは考えな い。
	思慮深さ（Prudence） ［慎重さ］	注意深く選択する。不必要なリスクは決してとらな い。後悔するような言動はとらない。
	自律心（Self-regulation） ［自制心］	自分の気持ちや振る舞いをコントロールする。規律正 しい。自分の食欲や感情をコントロールする。

71

超越性 (Transcendence) 森羅万象に通ずる，意義をもたらす強み群	審美眼（Appreciation of beauty and excellence） ［畏敬，驚嘆，崇高］	美と卓越性に価値をおく。人生のあらゆる領域，つまり自然から芸術，数学，科学，日常の経験に至るまで，そこに美や，卓越性，あるいは熟練の技を見出し，それらの真価を認める。
	感謝（Gratitude）	自分や周りに起こった良い出来事に目を向け，それに感謝する心をもつ。そして，感謝の気持ちを表す時間をもつ。
	希望（Hope） ［楽観性，未来志向］	素晴らしい未来を描いて，それが達成できるように努力する。良い未来がもたらされると信じる。
	ユーモア（Humor） ［遊び心］	笑いやいたずらを好む。人に笑いをもたらす。明るい面を見る。ジョークを考える（必ずしも口にしなくてよい）。
	スピリチュアリティ（Spirituality） ［宗教性，信念，目的意識］	より高次の目的や，森羅万象の意味について，一貫した信念をもつ。より大きな枠組みの中で自分がどこに適するのかを理解している。有意義な人生について信念をもっており，信念に基づき行動し，やすらぎを感じる。

　24種の強みの中で，①自分らしいと思うもの，②自然と表せるもの，③活力が湧いてくるもの，これら3つがすべて重なるものが「特徴的な強み」であり，私たちは平均で5つほどその強みをもっていると言われています。

　この5つの組み合わせは人それぞれであり，そのユニークな組み合わせがその人ならではの人格的な強みを表しています。VIA Institute on Character の公式サイトでは，大人であれば120問，10歳〜17歳であれば96問の質問から成る診断テストがあり，回答すると，自分自身の強みが1番目から24番目まで順に出てきて，確認することができます。その順位の上位5つほどが自分の「特徴的な強み」だと言われています。無料で受検できますので，ぜひ試してみてください。

※この公式サイトの診断テストを使った練習が，Part 3 の「良好な人間関係」，

Part 4 の「意味」にも出てきますので，受検することをお勧めします。

VIA Institute on Character 公式サイト

https://www.viacharacter.org

（日本語でも受検できます）

練習　**過去のフロー体験を強みのレンズで振り返る**

ステップ 1 の【練習】（60 〜 61 ページ）で挙げた活動を振り返り，どの特徴的な強みが活きていたのかを考えてください。

過去のフロー体験	活きていた特徴的な強み
（例）スライド作成中	創造性，審美眼，ユーモア
1	
2	
3	

いかがでしょうか？　自分がフロー状態になる時に常に出てくる共通した強みはありますか？　ここで重要なのが，その強みが現れやすい環境を確認することです。

過去の体験を振り返り，どんな状況で強みが出てきやすいかを認識しておくと，その状況や環境を整えることでフロー状態になりやすくなります。

誰と一緒にいる時にその強みが出やすいか，何がある時にその強みが出やすいか，を確認してみましょう。

どのような状況や環境になると，フローになりやすい強みが現れてきますか？

（例）伝えたいものをわかりやすく伝えるために，画像などのイメージを探している時　等

練習 強みを活かし，フロー状態に近づける

日常生活で行っている活動を左欄にリストアップしてください。

そして，右欄にどの強みが活かせそうか，例を参考に考えてみてください。

日常生活の活動リスト	活かせそうな徳性の強み
（例）皿洗い	「審美眼」を活かし，いかに綺麗に磨けるかに集中する

　ちなみに2019年の研究で，この24種の強みのうち，創造性と好奇心がエンゲージメント（つまり，フロー状態）に最も相関があるという報告がありました。

　単調な日々の中にも新鮮さや探求心をもっていることがポイントのようです。

　また，ポジティブな感情を日常生活で増やすために利用した「スケーリング」を用いて，エンゲージメント（フロー状態）が日常生活で増えるためのアクションを考えてみましょう。

練習　エンゲージメントを高めるアクションプランを作る

　この1週間で時間も忘れて没頭した瞬間はどのくらいありましたか？　10段階で表した時，10が現実的に見て，没頭して夢中に活動している時間が多く理想的な状態で，1が時間を忘れて没頭するような時間が全くない状態とした時，今，どの辺りですか？

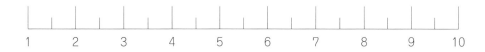

　その点数であるのはなぜですか？　5点の場合はなぜ4点ではないのでしょうか？　3点の場合は，なぜ2点ではないのでしょうか？　まずはあるものに目を向けて，その理由について挙げてみましょう。1つ思いついたら「他には？」と少なくとも3回，自分に問いかけてみてください。「他には？」と問いかけることで，脳が探し出します。

（例）4点。勉強しようと机に向かってもあまり集中できない。でも，20分
　　　くらいは集中できているかも　等

75

今の自分の点数から，プラス1点した状態はどのような状態ですか？

（例）少なくとも30分くらいは没頭できている状態　等

その状態になった時，今と比べて，どのような違いが生み出されますか？

（例）集中時間が長くなることで，自信が出てくるかも　等

誰がその変化に気づきますか？

（例）一人で勉強しているから，誰にもその変化には気づいてもらえないかも
　　　等

　プラス1点の状態になるためには，何が起きる必要がありますか？　7つのヒントを参考に考えてみてください。

（例）いつも腰が痛くなって集中力が途切れるからストレッチを30分に
　　　1回は入れてみる　等

　具体的にできそうな最初の小さな行動は何ですか？

（例）勉強を始める前に腰回りのストレッチをする　等

　いつそれをやりますか？

（例）明日の朝，勉強する前　等

　いかがでしょうか？　趣味をもっていたり，仕事にやりがいをもっている方でしたら，書くことが比較的に簡単だったかもしれませんが，そもそも趣味がないとか仕事がつらいという方にとっては，なかなか今，夢中になれる時がないという方もいらっしゃると思います。

　もし難しく感じた人は，エンゲージメントからこころの健康を高めるのではなく，Part 1のポジティブな感情をもてる活動を増やしてみたり，他の4つの要素から取り組んでみましょう。

memo

まとめクイズ

Q1. エンゲージメントは時間を忘れて，（ある活動に没頭している・ある活動を嫌々している）状態であり，「フロー」と同義語である

Q2. エンゲージメントを高めるためには，（注意をそらすものを片付ける・ごちゃごちゃした部屋で作業する）

Q3. エンゲージメントを高めるためには，（まず目的を明確にする・とにかくやる）

Q4. エンゲージメントを高めるためには，（外部からの素早いフィードバックをもらう・外部からのフィードバックはもらわない）

Q5. タスクの難易度と自分の能力の釣り合いがある時，エンゲージメントが（高まる・下がる）

Q6. エンゲージメントを高めるためには，失敗することへの（心配がない・恐怖がある）状態が重要である

Q7. エンゲージメントを高めるためには，他者の目を（気にする・気にしない）状態が重要である

Q8. ある活動に没頭するためには，その活動自体に本質的な価値を（感じている必要がある・感じなくてもよい）

Q9. エンゲージメントを高めるためには，自分の（特徴的な強みを活かす・弱みを直す）ことも大切である

Q10.「特徴的な強み」とは，24種の徳性の強みの中で，自分らしく，自然と使え，（活力が湧く・活力を消耗する）強みを指し，平均5つほどもっている

A1. ある活動に没頭している

A2. 注意をそらすものを片付ける

A3. まず目的を明確にする

A4. 外部からの素早いフィードバックをもらう

A5. 高まる

A6. 心配がない

A7. 気にしない

A8. 感じている必要がある

A9. 特徴的な強みを活かす

A10. 活力が湧く

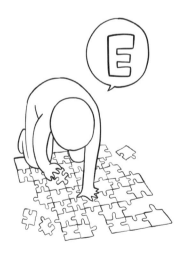

Part 3　良好な人間関係を築こう

　ここまで，こころの健康を育てるために，ポジティブな感情やフロー状態を増やしていこうという話をしてきました。Part 3 では，他者との繋がりについて見ていきたいと思います。

　日常生活において，自分自身のこころの状態に良くも悪くも大きく影響を与えてくるのが他者との関わりですよね。職場のことで悩んでいたけれど，友人に相談したら心が軽くなったり，好きな人とチャットをしたら気持ちが弾んだり，疲れて帰宅したら，子どもの笑顔にホッとしたり。

　私たちは他者との関わりによって救われることもあれば，傷ついたり，疲弊してしまうこともあります。

　人間は社会的動物であるがために，こころの健康を育てる上で，良好な人間関係があることは非常に重要なポイントです。ポジティブサイコロジーの草分け的存在である故クリストファー・ピーターソン先生も，「ポジティブサイコロジー（人生を価値あるものにするもの）とは何か？」と尋ねられた時，「Other people matter.（他者が重要である）」と端的な言葉で回答しました。

　一方，「孤独こそ，最大の貧困である」とマザーテレサが言うように，孤独はこころの病気を引き起こし，心身の健康を害していきます。

　孤独の方が喫煙や運動不足，アルコール摂取等よりも致死率が高いという報告もあり，経済発展国の英国では孤独担当大臣という役職ができるほど，"発展過剰国"にとって，「他人との繋がりの欠如」は切実な社会問題です。こころの健康を育てるために，また，こころの病気を防ぐためにも良好な人間関係を築いていくことは非常に重要です。

　しかし，他人とうまく付き合うこと，は「言うは易く行うは難し」でなかなか思うようにはいきませんよね。学校で教えてくれるわけでもありませんし，人の数だけ接し方があるわけなので，一朝一夕にマスターできるほど容易なものでは

ありません。

　人間関係について書き始めると，それだけで何十冊，何百冊分の内容になってしまうため，ここでは，ポジティブサイコロジーの研究で明らかになっている，良好な人間関係を構築するための役に立つ知見を紹介したいと思います。

ステップ1 良い話に上乗せする

　「困った時の友こそ真の友」ということわざがあるように，相手が困っている時に相談にのってあげることで築かれる人間関係もあります。悪い話をした時に受け止めてくれる存在がいる時ほど，救われることはないですよね。

　一方，ポジティブサイコロジーの研究で明らかになっていることは，相手が悪い話ではなく，良い話をしてきた時に，こちらの反応次第で良好な人間関係を築くことができるということです。

　職場や学校やプライベートで良いことがあった時，身近な人に話したくなりませんか？　そのハッピーニュースに対して，私たちは4つの反応ができます。図3をご覧ください。

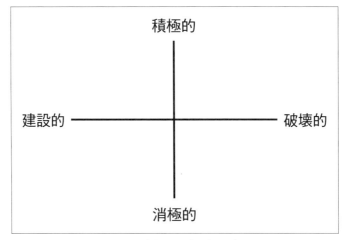

図3　積極的－建設的反応

1．積極的－建設的反応

相手の良い話に喜び，積極的にさらにその会話を広げていく反応

（例）それはすごいよ！　詳しく教えてよ！　何があったの？

2．積極的－破壊的反応

相手の良い話に対して，積極的にその話のネガティブな側面を指摘していく反応

（例）そしたら，さらに大変になるじゃない，責任も増えるしね。こりゃ大変だ

3．消極的－建設的反応

相手の良い話に対して，一言，肯定的な反応をするも，すぐに自分の話をしたり，話題を変えたりする反応

（例）よかったね。私も同じようなことが先週あって，その時は……（続く）

4．消極的－破壊的反応

相手の良い話に対して，無反応であったり，自分の話をしたり，話題を変えたりする反応

（例）そうなの。それで宿題はやったの？

　日常生活において，相手が良かったことについて話してきた時，私たちは無意識のうちにこれら4種類のどれかの反応をとっています。

　お子さんがゲームで勝ったことを親御さんに伝えたら，「それで宿題はやったの？」とその話題とは無関係な話が返ってきて，会話が終わってしまうなんていうことは，普通にありそうですよね。

　自分が仕事でうまくいった話をしたかったのに，「お～そうか，私も若い時はかくかくしかじかでな……」と自分の話ばかりしてくる上司，いますよね。

　一方，聞き上手と言われる人たちは，「それすごいね！　それで，それで？」と自然

と建設的−積極的反応をしています。ポジティブサイコロジーの研究で明らかになっているのは，「建設的−積極的反応」のみが人間関係をより良好にするということです。

　建設的−積極的反応は，幸福感や親密性を深め，相手が自分を好きになってくれたり，相手が困った時に，あなただったら助けてくれると信じるようになると報告されています。

　孤独感にもプラスに働き，何よりも，お互いのこころの健康を育ててくれます。これまで，自分がどのような反応をしていたのかはともかく，今日から積極的−建設的反応を心がけていきましょう。

練習　積極的−建設的反応

　相手が良いことについて話してきた時，どのような反応をすれば，良好な人間関係が築けるかを考えていきましょう。まずは，例を見てください。

シナリオ例　自分の子どもが学校のテストで良い点数を取って，報告してきた時

積極的−建設的反応	「すごいじゃない！どんな気持ちだった？　どうやってなれたの？」
積極的−破壊的反応	「1番って言っても，そもそもあなたの学校，レベルが低いじゃない」
消極的−建設的反応	「すごいわね。今，お父さんから連絡があって今日は遅くなるみたいよ」
消極的−破壊的反応	「それよりも，塾の宿題はやったの？」

　塵も積もれば山となる，ではないですが，日常生活で積極的−建設的反応を続けていくと，より良好な人間関係が築いていけそうな気がしませんか？　以下，練習を兼ねて，それぞれ3つの状況での各反応の仕方を考えてみてください。

シナリオ１　同僚が数カ月のプロジェクトを成功させて，自分に話してきた時

同僚「本当にあのプロジェクトが成功してよかったよ！」

積極的ー建設的反応「　　　　　　　　　　　　　　　　　　　　　」

積極的ー破壊的反応「　　　　　　　　　　　　　　　　　　　　　」

消極的ー建設的反応「　　　　　　　　　　　　　　　　　　　　　」

消極的ー破壊的反応「　　　　　　　　　　　　　　　　　　　　　」

シナリオ２　自分の子どもが夕食中に学校の部活で褒められたことを話してきた時

自分の子ども「ねえ，聞いてよ。今日，部活で先生に褒められたんだ！」

積極的ー建設的反応「　　　　　　　　　　　　　　　　　　　　　」

積極的ー破壊的反応「　　　　　　　　　　　　　　　　　　　　　」

消極的ー建設的反応「　　　　　　　　　　　　　　　　　　　　　」

消極的ー破壊的反応「　　　　　　　　　　　　　　　　　　　　　」

> *"Tell me more"are the magic words.*
> ——*Anonymous*
>
> (「もっと聞かせてよ」は魔法の言葉である)

シナリオ3 パートナー（夫・妻）が職場で昇進をしたと話してきた時

自分のパートナー「ちょっと聞いてよ。職場で課長に昇進したんだ！」

積極的－建設的反応「　　　　　　　　　　　　　　　　　　　　　　　　　」

積極的－破壊的反応「　　　　　　　　　　　　　　　　　　　　　　　　　」

消極的－建設的反応「　　　　　　　　　　　　　　　　　　　　　　　　　」

消極的－破壊的反応「　　　　　　　　　　　　　　　　　　　　　　　　　」

　積極的－建設的反応にだいぶ慣れてきましたか？　もしこれまでそれ以外の反応をすることが多かったという場合でも，ご自身のこころの健康のためにもぜひ，積極的－建設的反応を試してみてください。

　慣れないことをする時，最初は意識して行うことが大切です。慣れてくると自然と無意識にできるようになりますから，まずは意識をしてやってみてください。

　身近な人で普段から「積極的－建設的」な反応をしている人は誰ですか？　その人から学べることは何ですか？

> （例）友人のAさん。こちらが嬉しかった時の話をしたら，いつも笑顔で聞いてくれる。顔の表情も大切　等

普段，自分が「積極的−建設的」な反応をしやすい相手は誰ですか？

（例）会社の後輩。話す時には，いつもこの反応で接しているなあ　等

普段，自分が「積極的−建設的」な反応をすることが難しい相手は誰ですか？
少しでも工夫できそうなことは何ですか？

（例）正直，旦那にそういう反応をするのは難しい。いきなり否定から入らないように気を付けよう　等

ステップ2　相手の強みを見つけて伝える

　良好な人間関係を築く上で，相手の強みを見つけて伝えることも効果的です。Part 2でも触れましたが，自分の強みというのは，なかなか自分では気づきにくいものです。相手の強みを見つけて，それをフィードバックしてあげることで，良好な人間関係が促進されます。

　特に，その人ならではの「特徴的な強み」を見つけて伝えることで，相手は自分のことを受け入れてもらえていると実感するでしょう。

　少し振り返ってみてほしいのですが，皆さんも，これまでに「君の○○のところが良いね」と誰かから言われたことがあると思います。もちろん，状況によっ

ては例外もあると思いますが，そう言ってくれた人に対しては，こちらも好意を寄せやすいですよね。

　お互いの強みを見つけて伝え合うことで，その両者がもっとこの関係性を充実させていきたいという思いがわき，また，その関係性において，自分のニーズが満たされていると感じやすくなるという報告もあります。

　ぜひ，身近な人の「特徴的な強み」を知って，一緒にいる時にそれを伝えてほしいと思います。

練習　ストレングス・スポッティング（Strengths Spotting）

　良好な関係である人を1人，思い浮かべてください。家族のメンバーや恋人，職場の同僚や学校の友人等，誰でも構いません。

　次に，その人を表している強みが何かを24種の中から，少なくとも1つ選んでください。なぜそれを選んだのか説明できますか？

　そして，その強みのお陰でありがたいと思った出来事を振り返ってみてください。振り返ることができたら，それをその人に伝えてみましょう。

すでに良好な関係の相手の名前【○さん（職場の同僚）】

特徴的な強みはどれだと思いますか？

創造性	好奇心	知的柔軟性
向学心	大局観	勇敢さ
誠実さ	熱意	忍耐力
親切心	愛情	社会的知性
チームワーク	公平さ	リーダーシップ
寛容さ	慎み深さ・謙虚さ	思慮深さ・慎重さ
自律心	審美眼	ユーモア
感謝	希望・楽観性	スピリチュアリティ

その強みを選んだ理由は何ですか？　具体的に書いてみてください。

（例）
【創造性】この前，〇△〇△社に対して，面白い企画を提案していたから
【寛容さ】自分が新人の頃に失敗したことを許してくれたから
【ユーモア】いつも笑顔でその場の空気を明るくしてくれるから

その強みのお陰でありがたかった出来事は何ですか？

（例）
【創造性】一緒に仕事をしていて飽きない
【寛容さ】新人の時に許してくれた経験から，自分も後輩に対して寛大に対応
　　　　　できるようになっている
【ユーモア】社内の空気が重い時にいてくれて助かる

*"If you want people to understand that you value their contributions
and that they are important, the recognition
and praise you provide must have meaning that is specific to each individual."*
——*Tom Rath*

もしあなたが，相手の貢献に価値を置き，その人を大事に思っていることを
相手にわかってほしいのならば，あなたが与える承認や称賛は
その人にとって具体的で意味のある形で与えなければならない

それではご自身のケースでやってみましょう。

すでに良好な関係の相手の名前 【　　　　　　　　　　　　　　】

特徴的な強みはどれだと思いますか？

創造性	好奇心	知的柔軟性
向学心	大局観	勇敢さ
誠実さ	熱意	忍耐力
親切心	愛情	社会的知性
チームワーク	公平さ	リーダーシップ
寛容さ	慎み深さ・謙虚さ	思慮深さ・慎重さ
自律心	審美眼	ユーモア
感謝	希望・楽観性	スピリチュアリティ

その強みを選んだ理由は何ですか？　具体的に書いてみてください。

その強みのお陰でありがたかった出来事は何ですか？

　いかがでしょうか？　すでに良好な関係を築いている人について考えてきましたが，改めて考えてみると，多くの発見があったのではないでしょうか？

　さきほどもお伝えしましたが，自分の強みはなかなか自分では気づきにくいものです。その人は自分にそのような強みがあることに気づいているでしょうか？

　既に築いている良好な人間関係をより強固なものにするために，ぜひ，伝えてみてください。

　次に，良好とまではいかないけれど，この人ともっと良い関係になれたら自分のこころの健康も高まると思う人を 1 人選んでください。

　その人の強みについて，一緒に考察していきましょう。何よりも重要なことは，それを相手に伝えることです。どうやって伝えるかも少し工夫してみましょう。

"A brave man acknowledges the strength of others."
—— *Veronica Roth*

（勇気ある者は他者の強みを認める）

相手の名前【　　　　　　　　　　　　　　】

特徴的な強みはどれだと思いますか？

創造性	好奇心	知的柔軟性
向学心	大局観	勇敢さ
誠実さ	熱意	忍耐力
親切心	愛情	社会的知性
チームワーク	公平さ	リーダーシップ
寛容さ	慎み深さ・謙虚さ	思慮深さ・慎重さ
自律心	審美眼	ユーモア
感謝	希望・楽観性	スピリチュアリティ

その強みを選んだ理由は何ですか？　具体的に書いてみてください。

その強みのお陰でありがたかった出来事は何ですか？

```



```

どのように伝えますか？　状況や言い方を考えてみてください。

```



```

　この練習が難しいと感じた人もいらっしゃるかと思いますが，もしかすると，「この人さえいなければ，私はストレスフリーなのに！」という方を選ばれたのかもしれません。

　その場合は，その人のすべてを好きになる必要はないですし，少し現実味がありませんので，少なくとも，この部分は認めているという「この部分」を24種の強みの中から1つだけ選んでください。

　「いや，あの人は職場で皆から嫌われている」と言われる人でも，その人と繋

93

がっている人は必ずいます。その繋がっている人はその人のどの強みを見ているのか，少し視点を変えてみてはいかがでしょうか？

また，伝え方がなかなか考えられなかった方もいると思います。その場合，動詞を工夫してみると少し伝えやすくなるかもしれません。

これから良好な関係を築いていこうとしている人からいきなり，「○○さんってこれが強みですよね」と言われても対応に困りますよね。

ですから，たとえば，「○○さんの寛容さに助かっています」「○○さんのそういう向学心に刺激を受けています」「○○さんの勇敢さを僕も見習いたいです」と主語を自分にしてみると，伝えやすくなるかもしれません。また，「前々から思っていたんですけど」など枕詞をつけることも有用です。ぜひ，自分に合った方法で伝えてみてください。

---

memo

ステップ3　お互いの強みのボリュームを調整する

　ステップ2では，相手の強みを見つけて，それを伝えることで良好な人間関係を築こうという話をしました。

　ステップ3では，さらに強みの使い方を洗練させることで人間関係を良好にしていこうという話をしたいと思います。

　強みというのは諸刃の剣のように，使い方によっては相手にネガティブに働いてしまう場合もありますが，お互いの強みについて話し合い，相互理解を深め，状況に応じてお互いが自分の強みのボリュームを調整していくことによって，良好な人間関係を築くことができます。

　1つ，例を挙げてみましょう。Aさんの特徴的な強みは「好奇心」でした。新しいものが好きで，興味があるものは何でも探求したくなる傾向にありました。この「好奇心」という強みは，新しい情報や喜びをもたらしてくれる素晴らしいAさんの強みですが，ある特定の人に対して，この「好奇心」を必要以上に使い過ぎてしまうと一体どうなるでしょうか？

　Aさんは「詮索好き」となってしまい，相手にとっては迷惑な行為で，Aさんは嫌われてしまうかもしれません。その状況では，Aさんの「好奇心」は，人間関係を悪化させるものになってしまうのです。

　他にも「親切心」という強みを使い過ぎることで，「お節介」になってしまうこともあれば，相手が悲しんでいる時に「ユーモア」を使い過ぎて傷つけてしまうこともあるかもしれません。

　反対に，相手が助けを求めている時に「親切心」をまったく使わなかったら，「無関心」になってしまいますし，自分のためにしてくれた相手の厚意に対し，「感謝」をまったく使わなかったら無礼者になってしまいます。

　このように，良好な人間関係を築くために，私たちは状況に応じて，強みのボリュームを調整する必要があるのです。

　自分の強みだからといって，何も考えずに使っていると，自分の知らないとこ

ろで，人間関係を悪化させてしまっているかもしれません。

練習 強みのボリューム調整

VIA Institute on Character のサイト（https://www.viacharacter.org）で出てきたお互いの強みの順番の結果を記入してみましょう。そしてどこが似ているのか，どこが異なっているかを話し合ってみましょう。

その後，似ている点と異なっている点を考えながら，今後，どのようなことをお互いが意識したら，関係が良くなるのか話してみましょう。

自分の名前（　Aさん　）		相手の名前（　Bさん　）
スピリチュアリティ	1	審美眼
熱意	2	知的柔軟性
審美眼	3	思慮深さ・慎重さ
勇敢さ	4	大局観
希望	5	社会的知性
創造性	6	親切心
親切心	7	感謝
ユーモア	8	チームワーク
感謝	9	寛容さ
愛情	10	好奇心
大局観	11	公平さ
寛容さ	12	スピリチュアリティ
忍耐力	13	誠実さ
向学心	14	創造性
謙虚さ	15	大局観
誠実さ	16	向学心
好奇心	17	忍耐力
社会的知性	18	愛情

リーダーシップ	19	ユーモア
チームワーク	20	勇敢さ
自律心	21	リーダーシップ
公平さ	22	自律心
知的柔軟性	23	希望
思慮深さ・慎重さ	24	熱意

どの点が似ていますか？

（例）２人とも「審美眼」と「親切心」，「感謝」が高くて，「リーダーシップ」
　　　と「自律心」が低い　等

どの点が異なりますか？

（例）Ａさんは強みの順番の高い方に「希望」「熱意」「勇敢さ」があるけど，
　　　Ｂさんは低い方にある。Ｂさんの高い方には「知的柔軟性」「思慮深さ・
　　　慎重さ」「社会的知性」があるけど，それらはＡさんの方では低い　等

"I can do things you cannot, you can do things I cannot ;
together we can do great things."
——*Mother Teresa*

（私はあなたができないことができ，あなたは私ができないことができる。
私たちが一緒になれば，偉大なことができる）

2人が良好な関係を築き，それを保つためには，どのような点が考えられますか？

（例）

● まず，似ている点から，お互いに「ありがとう」という言葉を大切にしていきたい　等

● Aさんが「熱意」や「勇敢さ」を出し過ぎている時，Bさんは「知的柔軟性」や「思慮深さ・慎重さ」が高い分，お互いの理解に苦しむ時があるかも。Aさんは少し落ち着いて，理性的になる必要があるかもしれないし，Bさんは慎重になり過ぎている時，Aさんの勇敢さに従った方がいいか，きちんと確認する必要がありそう　等

　お互いの強みのプロファイルをもとに話し合うと，さまざまなことが整理されます。お互いのことを知らなかった場合，もしかするとAさんは，リスクを冒してでもやるべきだと思っていることに対して慎重な態度をとるBさんに苛立つかもしれませんし，Aさんが熱意に任せて感情的になっている時，Bさんは距離を置きたくなるかもしれません。

　しかし，この強みのプロファイルをもとに話し合う機会を設けることで，お互いがなぜそういう言動をとっているのかが見えてきます。

　人間の脳は理解不能なものを嫌う傾向にありますが，このようにお互いの強みのプロファイルを理解していると，その状況で，どの強みがお互い出過ぎてしまっているのかが理解でき，お互いにそれを認め合いながら，物事を進めていくことができるようになります。

　この練習は相手の協力が必要なので，難しいかもしれません。しかし，良好な人間関係を築く上ではとても効果があるので，ぜひ，ご自身の実際のケースで試してみてください。

memo

自分の名前（　　　　　　）		相手の名前（　　　　　　）
	1	
	2	
	3	
	4	
	5	
	6	
	7	
	8	
	9	
	10	
	11	
	12	
	13	
	14	
	15	
	16	
	17	
	18	
	19	
	20	

	21	
	22	
	23	
	24	

どの点が似ていますか？

どの点が異なりますか？

　2人が良好な関係を築き，それを保つためにはどのような点が考えられますか？

　いかがでしょうか？　改めて，強みの順位をもとに似ている点や異なる点を話し合っていくと，過去のお互いの言動で思い当たることがあるのではないでしょうか？

　あくまでもこの強みの順位は自分の中だけの順位になりますので，診断テストの結果だけを見て，他人と比べることはできません。

　大切なことは，この診断テストの結果を「スタート地点」として，話し合っていくことです。この対話が相互理解のカギとなりますので，ぜひ，今後も定期的に2人で時間をつくり，お互いの強みを振り返ってみてください。

　ここまで，良好な関係を築いていくために，ポジティブな上乗せの会話をしていくこと，相手の良い部分を見ていくことを学んできました。

　しかし，中には上司・部下の関係や夫婦関係等，距離が近すぎるためになかなかできないという状況も多くあるのではないでしょうか？　その時は34ページで見た「奇跡」を起こして，考えてみましょう。

ミラクル・クエスチョン

　今晩，あなたが眠りについている間に……奇跡が起こり，自分のこころの健康に影響を及ぼす相手との人間関係が今よりも随分改善されていました。しかし，あなたは眠っていたので，どのように奇跡が起きたのかはわかりません。相手のどのような言動で，あなたは「奇跡が起きた」と思いますか？

（例）いつも挨拶をしてこないのに，向こうから挨拶をしてきた　等

　その相手の言動は，あなたにとってどのような違いを生み出しますか？

（例）最初は戸惑うかもしれないが，自分の存在を認めてくれたと感じる　等

そのようになると，あなたは今と違って相手にどのような言動をとると思いますか？

> （例）こちらも相手に敬意を払って，こちらから挨拶を始めるかも　等

そのあなたの言動は，相手にとってどのような違いを生み出すでしょうか？

> （例）「自分に少し親近感を感じてくれている」と思うかも　等

第三者が2人の関係を見た時，今と何が違うと気づくでしょうか？

> （例）自分がその人をあからさまに避けるのではなく，堂々と接していると言われるかも　等

相手との関係性を今よりも改善するためにどのようなことができそうですか？

（例）相手がイライラしていない時は，こちらから挨拶くらいしてみようかな
　　　等

　いかがでしょうか？　今の関係性が良くなるためには，自分にできることはな
く，相手が変わるしかないと思えるような状況でも，自分が望んでいる関係性の
情景を思い浮かべてみると，まだやれそうなことが見つかった方もいらっしゃる
のではないでしょうか？

　理想的な関係性になった時，その相手から見て自分がどう映るのか，その相手
が「前の自分と何が違う」と言うのかを考えることは，私たちに新たな視点をも
たらしてくれます。もちろん，このワークは，その相手との関係性をより良くし
たいという気持ちがあって初めて機能するものです。ご自身の「こころの健康」
を考えた時に，離れた方が良い関係性もあると思いますので，あまり無理をせず
に，「この人との関係性がより良くなると，私のこころの健康も高まる」と思わ
れる方を想像して，実施してください。

> *"People will notice the change in your attitude towards them,*
> *but won't notice their behavior that made you change."*
> ——*Anonymous*
>
> （人は，自分に対する相手の態度の変化には気づくが，
> 相手を変えさせた自分自身の行動には気づかないだろう）

　最後に人間関係をより良好にするために，スケーリングを用いて，アクションプランを考えてみましょう。

練習　良好な人間関係を築くためのアクションプランを作る

　今の自分のこころの健康に影響を及ぼす人を1人，挙げてください。10段階で表した時，10がその人との人間関係において理想的な状態で，1が過去最悪の状態とした時，今，どの辺りですか？

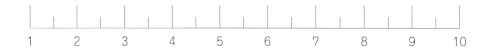

　その点数であるのはなぜですか？　5点の場合はなぜ4点ではないのでしょうか？　3点の場合は，なぜ2点ではないのでしょうか？　まずはあるものに目を向けて，その理由について挙げてみましょう。1つ思いついたら「他には？」と少なくとも3回，自分に問いかけてみてください。「他には？」と問いかけることで，脳が探し出します。

今の自分の点数から，プラス1点した状態はどのような状態ですか？

その状態になった時，今と比べてどのような違いが生み出されますか？

その相手から見て，今のあなたとどのような違いに気づくでしょうか？

他には，誰がその違いに気づきますか？

その状態になるためには，何が起きる必要がありますか？

具体的にできそうな最初の小さな行動は何ですか？

いつそれをやりますか？

　いかがでしょうか？

　よく使われる言葉ですが，人は相手を変えることができません。相手に変わってほしいと期待すればするほど，どんどん苦しくなります。

　ここでは，相手を変えようとせず，その人との理想の関係性をイメージして，その理想状態にいる相手から見て，自分がどのように映るのか，自分はその時，今とどのような違いがあるのかを考え，その違いを考えることで理想に近づけるという試みを紹介しました。

　もちろん，関わる人全員が自分に合うとは限りませんから，本当に嫌な人とは付き合わずに離れるのも得策です。

　一方，職場の上司・部下の関係や親子関係等，簡単に離れるのが難しい場合は，ぜひ上記の質問で自分の心の中をのぞいてみてください。

memo

まとめクイズ

Q1. 良好な人間関係を築いているペアを調べると，相手が（良い話をしてきた時・悪い話をしてきた時）に興味をもって上乗せする反応をしていた

Q2. 相手の（強み・弱み）を伝えることも良好な人間関係を築く上で大切である

Q3. 自分の強みが（出過ぎる・全然出ない）ことで人間関係に支障が出る可能性もある

A1. 良い話をしてきた時

A2. 強み

A3. 出過ぎる

"You may never know what results come of your actions,
but if you do nothing, there will be no results."
——*Mahatma Gandhi*

（あなたは自分の行動がもたらす結果を知ることはできないが，
もし何もしなければ，何も結果はないだろう）

memo

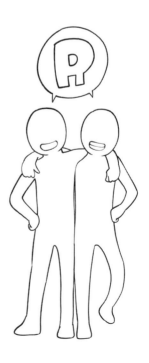

Part 4　人生の意味を作ろう

　これまでこころの健康の5つの要素であるポジティブな感情，エンゲージメント，そして良好な人間関係について学んできました。

　Part 4では，人生の意味という壮大なテーマについて考えていきます。「生きることに意味はあるのか？」「もしあるとするなら，その意味とは何か？」という問いは古代ギリシアから何千年が経った現代でも色あせない，私たちを魅了する哲学的な問いの1つです。

　ポジティブサイコロジーの研究では，これらの答えに対して明確な答えは出ていませんが，人生の意味や生きがいをもっている人はこころの健康度合いがより高いことは明らかです。

　自分自身が今いる場所での役割から，生涯における自分にとっての人生の意味など，一概に「意味」といっても，その言葉が指すものはさまざまです。

　Part 4では，自分自身にとって考えやすいことで構いませんので，ご自身の人生の意味について考えていきましょう。

ステップ1　こころの健康と人生の意味

　なぜ人生の意味がこころの健康にとって大事な要素なのでしょうか？

　その疑問に対して，ある人は「人は意味を求める生き物だから」と答えます。動物が生きるために食料や水を必要とするように，人間は生きるために意味を必要とする特性があるというのです。

　この話で有名なのは第二次世界大戦時のアウシュビッツ強制収容所で生還したオーストリアの精神科医であるヴィクトール・フランクル先生の体験談でしょう。

　フランクル先生は，アウシュビッツ強制収容所の中で精根尽き果てて死んでしまった人たちと生還した人たちとの違いは，まさに，この生きる意味を見出した

かどうかだと言うのです。

　どんなに過酷な環境下にあっても，その中で自分にとっての人生とは何か，それに応えた人たちは身体は衰弱していっても精神までもが衰弱することはなく，最終的に生還することができたと言っています。

　こころの健康に関しては，これまでストレス対処法などの「こころの病気の治し方」や，単純に生活の中に楽しみをもちましょうという「ポジティブな感情を増やすこと」ばかりが語られてきました。しかし，Part 2で見てきたように，ポジティブな感情は心身の健康にとって重要な働きをする一方，長持ちしません。快楽的なことばかりを行っても，利那的で，いつまで経っても持続性のある幸福感を手に入れることは難しいのです。そこで研究者たちは持続性のある幸福とは何かという研究に入るのですが，最終的に行き着いたのが，この「意味」でした。「意義深い」という感覚は単純な快楽的なものではなく，より深い部分で感じる充足感に近いものなのかもしれません。

　赤ちゃんの子育てを例にとるとわかりやすいでしょう。赤ちゃんの子育ては，夜泣きで起こされたり，おしめを替えたり，自分の時間を奪われたり，現実的には快楽とは程遠いものです。

　しかし，その一方で，こころの深い部分では言葉にならないほどの充足感を感じます。しかも，この深い充足感には持続性があります。

　こころの健康には，単に快の感情を増やすだけでなく，このように「意味」を感じることも重要なのです。

　また，こころの健康のみならず，「意味」を感じることは身体の健康にも関連します。ある研究によると，生きがいや生きる意味をもっている人は，そうでない人と比較して健康寿命や寿命がより長く，また心血管系疾患のリスクも低いというデータが出ています。

　心身の健康を高めるためにも自分自身の人生の意味とは何か，また，意味があると思える活動を日常生活でいかに増やしていくかが重要になってきます。

練習　人生の意味や生きがいをもつ人の特徴

　身近な人で，生きがいや人生に意味を感じている人は誰ですか？

　その人はどのように生きがいを見つけたのでしょうか？　また，なぜ人生に意味を感じられているのでしょうか？　尋ねてみましょう。

> （例）Kさん。自分が過去にやったことの中で心からワクワクすることは何
> だったかを振り返ったとのこと。目の前に向き合う人の人生に深くか
> かわることができているから，その仕事に意味を感じている　等

"The meaning of life is to give life meaning."
——Viktor Frankl

（人生の意味とは，人生に意味を与えることだ）

ステップ 2 人生の意味の 3 つの側面を検討する

　「人生の意味」という壮大なテーマに対して，ポジティブサイコロジーの研究では，3 つの側面があると言われています。

　それは，「一貫性（Coherence）」「目的（Purpose）」「重要性（Significance）」です。これから，それぞれの側面を見ていきますが，ご自身にとって，それが何を意味するのかを考えながら読み進めてみてください。

1．一貫性（Coherence）

　人生に意味をもつ人は，自分の人生に一貫性をもっています。これまでやってきたことと今やっていること，そしてこれからやっていくことに一貫性があったり，理解できるものになっています。

　また，今の自分と自分を取り巻く世界にも一貫性があり，別の言い方をすると，自分の人生が，「ドラマのストーリー」のように意味が繋がっている状態を意味します。

　たとえば，「幼少期に△△があって，それがキッカケで○○を始めて，今，◇◇をしている」といったストーリーや，これまでいくつか転職をしてきて一見全然違う職種をやっているように見えるけれど，「○○」という点で一貫している，もしくは，今は○○ということをしているけれど，それは周囲の環境が△△だから等といったように，理解ができるストーリーになっていると人生の意味が見出しやすくなります。

　反対に，自分でもなんでこんな人生を歩んできてしまったんだろうと，自分自身が理解できていないと，自分の人生に意味をもつことが困難かもしれません。

　「自分の人生に一貫性はあるか？」これが 1 つ目の人生の意味の側面です。ゆっくりでいいので，ご自身がこれまで歩んできた道のりを紐解き，その物語をドラマのあらすじのように振り返ってみてください。

115

練習 ライフチャート

これまでの人生で味わった感情を一本の線で表してみましょう。

ポジティブな感情は上向き，ネガティブな感情は下向きで表し，山あり谷ありの折れ線グラフを書いてみてください。

また，自分自身が夢中になったことも時系列に沿って，書き足してください。

上の折れ線グラフの「山の頂点」には自分の「徳性の強み」のどれが活きていましたか？　また，「谷底」から這い上がってきた時には，どの「徳性の強み」が活きていましたか？

ライフチャートを見て，気づいたことを書いてください。共通したテーマはありますか？

（例）山の頂点の時は，いつも自分の「勇敢さ」が活かされていた気がする。
　　　谷底から這い上がってきた時は「スピリチュアリティ」が活きていたかも　等

練習　自分の人生のドラマ・ストーリーを綴る

　さきほどのライフチャートでの気づきを考慮し，自分のこれまでの人生のドラマを制作しましょう。

　これまでの人生における最高の瞬間や最悪の瞬間，ターニングポイント，重要な登場人物，人生の教訓や大事にしているメッセージを入れてみましょう。

　実際にご自身のノートに綴っていただきたいのですが，ここでは練習として，ドラマのあらすじを作成してください。

　これまでの人生において，ターニングポイントとなった出来事は何ですか？また，その経験から何を学びましたか？

ターニングポイント	ライフ・レッスン
（例）フィリピンのスラムを初めて訪れた時	豊かさと経済発展は必ずしも一致しないと気づく

自分の人生にとって重要な登場人物は誰ですか？

なぜその人が重要なのですか？

登場人物	重要な理由
（例）岡本太郎	挑むことの大切さを教えてくれたから

　　自分の人生を年代別に分けて，当時の主な出来事を記載し，タイトルをつけてみましょう。

年代	主な出来事	この時代にタイトルを付けるとしたら？
（例）少年時代	プロレスを見てタイガーマスクにハマる	正義のヒーローに憧れるの巻

　上記で書いたことを参考に，これまでの人生のドラマのあらすじを作りましょう。

　まずは，例を見てください。

ドラマのタイトル：『人生，青コーナー』
主演：松隈信一郎
主な登場人物：岡本太郎，プロレスラー，フィリピンのスラムで生きる人たち

ジャンル：ヒューマン

見どころ：一人の青年がゼロからの挑戦を繰り返していく姿

このドラマで描かれているテーマ：挑戦，チャレンジャー

このドラマを観た人の感想：自分も行動してみたくなった

　それでは例を参考に，ご自身のこれまでの人生のドラマのあらすじを書いてみてください。

ドラマのタイトル：
主演：
主な登場人物：

ジャンル：

見どころ：

このドラマで描かれているテーマ：

このドラマを観た人の感想：

ここまで書いてみて，気づいたことは何ですか？

（例）改めて，自分の人生を振り返って言葉で表してみると，いつも挑戦していることがわかる。これからもいろいろな挑戦をし続ける人生が自分らしいのかもなあ　等

2. 目的（Purpose）

人生の意味の2つ目の側面は「目的（Purpose）」です。

自分の人生において向かうべきゴールや方向性があるかということですが，自分にとって価値のあるゴールやそこへ向かうベクトルは，自分自身にモチベーションを与えてくれます。

向かう先の目的地がないと，何をしたらよいのかわからなくなってしまいますよね。変化が激しい世の中において，人生における最終ゴールは人生の節々において変わっても構いません。

重要なことは，その段階において自分の人生に目的があるかということです。

たとえば，学生時代の人生の目的は，「部活動の県大会で優勝し，全国大会に行くこと」だったかもしれませんが，その後，社会に出た後の人生の目的は「自分が開発に携わるシステムによって，テレワークが加速され，より生きやすい社会になること」に変わるかもしれません。それはそれでよいのです。

大切なことは，「今，向かうべき方向性がある」ということで，そこから湧き起こるモチベーションが私たちのこころを健康にしていきます。

練習　死の床テスト（Deathbed Test）

　人生の目的や向かうべき方向性を見つけるための効果的なエクササイズは，自分の最期をイメージすることです。最期から考えてみると，自分がどこに向かえばよいのかがより明確になってきます。

　ベッドの上で最期を迎える自分を想像し，以下の文章を完成させてください。

> 私はもっと＿＿＿＿＿＿＿＿＿＿＿＿＿＿＿＿＿＿に時間を費やすべきでした
>
> 自分の人生を振り返って，私は＿＿＿＿＿＿＿にとても誇りをもっています

　文章を完成させた後に気づいたことや発見したことは何ですか？

> （例）自分はある1つの場所に留まらずに，いろいろなものを見て聞いて刺激を求めているのかも　等

　そのために今，具体的にどのような行動をする必要がありますか？

> （例）今はコロナであまり外で出歩くことができないけれど，これまでにやったことがないことをリスト化してみよう　等

練習 自分の追悼（Self-Eulogy）

　自分のお葬式を想像してください。参列してくれる大勢の人たちが最期のお別れであなたの元を訪れています。

　棺桶の前に立った人たちは，その中にいるあなたに向かって，最期の言葉を告げています。そして彼らは皆，こう言いました。「あなたは○○な人でしたね」と。

　どのような人だったと言われたいですか？

（例）少年のような人　等

　そこに反映されている自分が大切にしているもの（価値観）は何ですか？

（例）喜怒哀楽をもって感動して生きること　等

　そのために日々，具体的にどのようなことを意識して行動すべきですか？

（例）歳を重ねてもワクワクすることに挑戦していく　等

　いかがでしょうか？　普段の生活の中で自分が死ぬ時を考える機会というのは
あまりないかと思いますが，スティーブ・ジョブズ氏がスタンフォード大学の講
演で「他人からの期待，自分のプライド，失敗への恐れなど，ほとんど全てのも
のは死に直面すれば吹き飛んでしまう程度のもので，そこに残るものだけが本当
に大切なもの」だと述べています。

　人生の最期を考えると，日常生活では見えにくくなっている，自分を導く「北
極星」がより明確になるかもしれません。このエクササイズに書く内容は，人生
でさまざまな経験を積む中で変わっても構いません。

　こころの健康を高めるために，人生の目的をより明確にしていきましょう。

　また，人生の目的を仕事に見出す人もいます。

　いわゆる，ライフワークや天職と言われるものです。

　ポジティブサイコロジーの研究で明らかになったことは，自分自身の仕事を天
職だと思っている人は，仕事の中で自分の特徴的な強みを4～7つ活かせている
のです。

　どこに自分の天職があるのだろうと "青い鳥" を探すのではなく，今，目の前
にある仕事で自分の特徴的な強みをどう活かせるのかを工夫してみると天職を
"創る" ことができるかもしれません。

"Where the needs of the world and your talents cross,
there lies your vocation."
——Aristotle

（世界のニーズとあなたの才能が交わる場所に天職がある）

特徴的な強みを活かして，天職を創る

　自分自身の仕事を振り返り，どれくらい特徴的な強みを活用できているのか確認してください。

　また，自分の強みが4～7つ活かせるようにするためにはどのような工夫ができるかを考えてみましょう。

　今の仕事で自分の特徴的な強みをどのように活かせていますか？

　書けないところは空欄のままで構いません。

特徴的な強み	活かし方
（例）希望	クライエントとの面談中に，将来の姿を描くためのアドバイスをする　等

もっと強みが活かせるようにするにはどのような工夫ができますか？

（例）「勇敢さ」を活かすために，周囲の評価を気にせず，今やっていること
　　　は大事なことだと思って，もっと広報した方がいい　等

　いかがでしょうか？　普段，何気なくやっていることでも「今，自分の強みを
活かしているんだ」という自覚をもつようになると，その仕事に対する意義深さ
が増してくると言われています。

　天職を「探す」のではなく，今の仕事に自分の強みを活かして，「創る」とい
う視点も，もち合わせていきましょう。

　最後に，スケーリングを用いて，自分の人生の方向性（目的）を明確にします。

練習　人生の方向性を明確にする

　今の自分にとって，ゴールはどのくらい明確ですか？　10段階で表した時，10
が自分のゴールが明確で迷いがない状態，1が全くわからない状態とした時，今，
どの辺りですか？

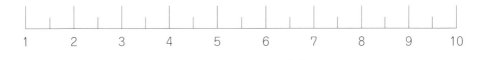

| 1 | 2 | 3 | 4 | 5 | 6 | 7 | 8 | 9 | 10 |

　その点数であるのはなぜですか？　5点の場合はなぜ4点ではないのでしょう
か？　3点の場合は，なぜ2点ではないのでしょうか？　まずはあるものに目を
向けて，その理由について挙げてみましょう。1つ思いついたら「他には？」と

少なくとも3回，自分に問いかけてみてください。「他には？」と問いかけることで，脳が探し出します。

> （例）3点。自分の目標がコロコロ変わるから。でもなんとなくこっちの方向
> 　　　　へ進めばいいのかな，というのはわかっているから　等

今の自分の点数から，プラス1点した状態はどのような状態ですか？

> （例）実際に「こっちの方かも」を思っていることをやってみて，自分がそれ
> 　　　　を面白いと感じるかどうかを確認している状態　等

その状態になった時，今と比べてどのような違いがありますか？

> （例）あれこれと悩む時間が減って，実際に必要なことにもっと頭を使え
> 　　　　そう　等

誰がその変化に気づきますか？

（例）よく行くお店の店員さんから「表情がイキイキしてるね」と言われるかも　等

ブラス1点の状態になるためには，何が起きる必要がありますか？

（例）やっぱり今，思っていることをやってみるしかない　等

具体的にできそうな最初の小さな行動は何ですか？

（例）コロナ禍で実際にやってみるのは難しいけど，考えているだけではなくてZoomで一度試してみるのはありかも　等

いつそれを試してみますか？

> （例）いきなりは難しいかもしれないから，来週仲の良い友人に会う時にこの
> 　　　ことを相談してみよう　等

3. 意義（Significance）

　人生の意味の3つ目の側面は「意義（Significance）」です。

　人生に意味をもっている人は「自分の人生には価値があり，生きるに値する人生だ」と感じていると言われています。この「意義」は自己評価です。

　「自分の人生は生きるに値する」と感じるためには，自分が何に価値を置いているのかを明確にする必要があります。

　「人を助けること」に価値を置いている人は，福祉の仕事や医療関係の仕事等，その価値に繋がる活動をしている時に「自分の人生は意義がある」と評価するでしょうし，「家族との繋がり」に価値を置いている人は一家団欒の夕食時にとても意義深いものを感じるかもしれません。

　皆さんは，どんなことを「意義深い」と感じますか？　また自分が今やっていることはどれくらい意義深いことだと思いますか？

　まずは，自分が「意義深い」と感じる価値を形成する上で影響を与えた重要な人物に共通することから見ていきましょう。

練習　あなたの人生に影響を与えた重要な人物の共通点

118ページで自分の人生における重要な人物を考えてもらいました。

ここでは，その自分に影響を与えた人たちに共通することを考えてみましょう。

全員が，その人に出会ったからといって影響を受けるわけではありません。

なぜ，あなたはその人から影響を受けたのでしょうか？

影響を受けた人	どんなことをしている人か？	共通しているテーマ
（例）岡本太郎	批判されるというリスクがあっても，自分の信条を社会に対して貫く人	

　共通しているテーマはありましたか？　その共通するテーマを頭の片隅に置いて，今一度，人生の最期から自分にとっての「意義」を考えてみましょう。

練習 人生の総括（Life Summary）

　長く実りある人生の最期に，伝記作家になったつもりで自分の残したことについて細かく描写してください。些細なことでも構いません。記憶に留めてほしい特質や業績，普段の行いについても書いてください。

　人生の総括を書いてみて，日常生活の中でも，このエンディングに向かってできそうな小さな活動はありますか？

```



```

　いかがでしょうか？

　「彼，彼女は生前，このようなことをした」と自分自身がこの世を去るまでにした貢献を考えてみると，また新しい視点で日常と関わることができませんか？

　一方，まだ終わっていない自分の人生を最期から振り返り，やってきたことをまとめることについて難しく感じられた方もいらっしゃると思います。

　普段，そのようなこと考えることはめったにないと思います。ですから，難しく感じられるのも自然なことです。

　1人で考えると出てこないことでも人に話すと出てくることがよくあります。

　ぜひ，友人とお酒でも飲みながら気楽に，「人生の最期」から見て，ご自身がしっくりくるシナリオを語り合ってみてください。

ステップ3 人生の意味は「関係性」の中にある

　ここまで，「一貫性」「目的」「意義」の3つの側面を参考に，自分自身の人生の意味について考えてきましたが，私たちの人生に意味を与えてくれるものは「関係性」の中にあるとも言われています。

　「誰のために生きるのか？」「誰がいるから生きるのか？」この「誰」が明確になればなるほど，私たちは人生に意味を見出すことができるかもしれません。

　そして，その「誰か」のために行動することが，私たち自身のこころの健康を

高めてくれることにもなります。

　皆さんは誰のために生きていますか？　そしてその人に何を与えることができ
ますか？

練習　時間という贈り物（The Gift of Time）

　皆さんにとって大切な人を1人選んでください。

　そして，計画的にその人のために時間を設け，その時間をその人のために使っ
てください。

　可能であれば，その時間に自分の特徴的な強みも活かしてみましょう。

● 誰に自分の時間を贈りますか？
● その時間にその人のために何をしますか？
● なぜそれをするのですか？
● 活かせそうな自分の特徴的な強みはありますか？
● いつしますか？

　やってみた感想や気づいたことについて書いてください。

> （例）あらかじめ，「この時間は」と確保してから取り組むと，やっているこ
> 　　　ちらも気持ちよかった　等

　「情けは人の為ならず」ということわざもあるように，研究でも利他的行為
（Altruism）によって，自分自身のポジティブな感情や感謝，楽観性，そして人
生の満足感が高まり，ネガティブな感情が軽減されるという報告もあります。

　このエクササイズをした後には，自分自身の気持ちも一緒に観察してみてください。

　最後に，スケーリングを用いて，自分の人生の意義もより明確にしてみましょう。

練習　人生の意義を明確にする

　今の自分にとって，どのくらい「自分の人生は価値がある」と思えますか？ 10段階で表した時，10が，しっかり自覚している状態で，1が全く感じない状態とした時，今，どの辺りですか？

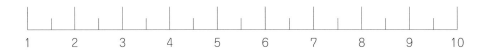

1　　　2　　　3　　　4　　　5　　　6　　　7　　　8　　　9　　　10

　その点数であるのはなぜですか？　5点の場合はなぜ4点ではないのでしょうか？　3点の場合は，なぜ2点ではないのでしょうか？　まずはあるものに目を向けて，その理由について挙げてみましょう。1つ思いついたら「他には？」と少なくとも3回，自分に問いかけてみてください。「他には？」と問いかけることで，脳が探し出します。

（例）7点。以前と比べて人から感謝されることが増えてきたから　等

今の自分の点数から，プラス 1 点した状態はどのような状態ですか？

（例）自分がやっていることを自分自身がもっと心から楽しめている　等

その状態になった時，今と比べてどのような違いが生み出されますか？

（例）今は「べき」「しなければならない」と思ってやっているところもある
　　　ので，もっと自分がイキイキしそう　等

誰がその変化に気づきますか？

（例）よく悩みを聞いてくれる親友　等

プラス1点の状態になるためには，何が起きる必要がありますか？

（例）自分がやるべきことを自分が好きなものと掛け合わせる　等

▽

具体的にできそうな最初の小さな行動は何ですか？

（例）例え話をする時に，自分の好きなものの話を少し入れてみよう　等

▽

いつそれをやりますか？

（例）次回のミーティングで自分がメンバーに話をする時　等

Part 4 では人生の意味という大きなテーマについて考えてきました。

テーマが大きいだけに，この問いには人生の節々において何度も戻ってきて，その状況に応じて上書きしていく必要があるかもしれません。

もちろん，過ぎたるは猶及ばざるが如しです。

自分の人生の意味を考え込み過ぎ，病んでしまっては本末転倒です。

本書の目的は，こころの健康を育てることにありますので，人生の意味が今より少しでも明確になったらいいなという軽い気分で取り組んでください。

まとめクイズ

Q1. 人生の意味には 3 つの側面があり，1 つ目は「一貫性」である。一貫性とは，自分の（過去と今がどのように繋がっているかを説明できる・過去と今が同じである）ことを意味する

Q2. 2 つ目は「人生の目的」であり，これは自分の人生に（方向性がある・スピリチュアルな意味をもつ）ことである

Q3. 3 つ目は「意義」であり，これは自分の人生には（価値がある・楽しみがある）と自分で評価できることである。

Q4. 人生の意味は（関係性・歴史）の中で見出しやすいと言われている

A1. 過去と今がどのように繋がっているかを説明できる

A2. 方向性がある

A3. 価値がある

A4. 関係性

memo

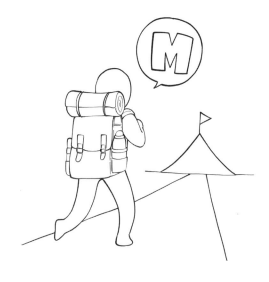

Part 5　達成感を感じよう

　最後の Part 5 で扱うこころの健康の構成要素は「達成感」です。

　数カ月や数年かけて成し遂げるような大きなものから，日常生活でも感じるような些細なものまで，私たちのこころは「何かを成し遂げた」という感覚を求めています。

　皆さんも「あの時は最高だった」と思う瞬間を振り返ってみると，何かしらを達成した瞬間を思い出される方も多いのではないでしょうか？

　まずは一度，皆さんにとっての最高の達成感について伺います。

　これまでで達成したものの中で一番嬉しかったことは何ですか？

（例）高校受験に合格した時，プロジェクトを成功させた時 等

　途中で投げ出さずに達成することができたのはなぜですか？

　できる限りキーワードを挙げてください。

（例）支えてくれる仲間がいたから，もう後がなかったから 等

ステップ1 自分の勝ちパターンを知る

ポジティブサイコロジーの研究で明らかになっていることは，人は物事を成し遂げるためには人によってやり方がそれぞれ異なり，その人ならではの山の登り方があるということです。

ですから，まずは，自分自身がこれまでどのように目標を達成してきたのかを分析して，次の目標にも応用できるよう「自分だけの勝ちパターン」を見つけておきましょう。

練習 自分の勝ちパターンを分析する

些細なものから大きなものまで，これまで達成感を味わった出来事をリストアップしてください。また，それぞれ，どのように達成したか，そのプロセスを振り返ってください。

達成するために，どのようなこと（人・モノ・リソース・心の状態）が役立っていましたか？

達成したこと	どのように達成したか？	何が役立ったか？
（例）高校受験合格	「プロレスラーになりたい」という一心でラグビー部のある高校に受かりたかったので，一心不乱に勉強した	・夢があったこと ・一人で集中できる時間 ・わからない箇所を気軽に聞ける人

　いかがでしょうか？　どのように自分が達成してきたか，物事を成し遂げてきたかというプロセス（How）を丁寧に分析していくと，全く異なる状況でも似たような段取りや進め方をしていることがよくあります。

　その際に役立ったことも振り返り，将来の目標達成に活用してください。

ステップ2　日常生活の中にも些細な目標を作る

　達成感をもつことは，こころの健康にとって，大切なことです。

　当たり前ですが，達成感を感じるためには，向かうべき目標をもつことが必要です。日々の何気ない生活の中にも達成感をもつためには，この目標設定にも一工夫，必要になります。

　もし，自分の目標が数カ月や数年単位のものだけだと，なかなか達成感を感じることは難しいですよね。ですから，日常生活の中にも，ちょっとした目標を設定する工夫がこころの健康にとって大切になります。

　たとえば，部屋を掃除する時には普通に掃除するのではなく，「10分で部屋を片付ける」というタイムリミットを設ける等，工夫次第で日常生活の中でも些細な目標を設定することができ，ちょっとした達成感を感じることができます。

　これは意図的な行動であり，こころを健康にするためには，このような何気ない些細なことも意識して工夫していく必要があるのです。ぜひゲーム感覚で目標を設定してみてください。

練習 日常の中に小さな目標を設定する

　日常生活で行っている活動をリストアップして，ゲーム感覚で目標を設定してみてください。

日常生活の活動	ゲーム感覚で工夫した目標
（例）起床	目覚ましのスヌーズが 3 回鳴る前に起きたら勝ち

　いかがでしょうか？　何気ない日常生活の中にも，ゲーム性を設けることができましたか？

　中にはそもそも達成したいものがないという方もいらっしゃるかもしれません。もしくは，本当はやってみたいことがあるけれども，どうしても常識や固定概念により，うまく考えられない，もしくは，現実的に大きな障壁があり，どうせ無理だろうと思っているものもあるかもしれません。

　その場合は，一度，枠を外して考えてみましょう。

ステップ3 達成した状態から考える

　具体的な目標を達成するために何ができるかを考える上で，あたかも既に達成した状態から逆算して考えることも効果的です。

　ここではミラクル・クエスチョンを応用して，既に達成した状態をイメージし，勝利者インタビューに答える形で，目標達成までの道のりを考えていきましょう。

【練習】勝利者インタビュー

具体的な目標を書いてください。

> （空欄）

目を瞑って実際に達成した状況をイメージしてください。どんな気持ちですか？

> （空欄）

　さて，十分にイメージができたところで勝利者インタビューです。以下の記者からの質問に答えてください。

　記者「目標達成，おめでとうございます！　今，どのようなお気持ちですか？」

> （空欄）

記者「これまで，どのようなことをやってこられたんですか？」

記者「他にはどんなことをされたのですか？」

記者「困難にぶつかった時はどのように乗り越えられたのですか？」

記者「その際，大事にしていたことは何だったのですか？」

記者「これまでの人生で最も影響を受けた人は誰ですか？」

記者「今，その方がご自身の姿を見たら，どんな表情をされるでしょうか？」

記者「あの時と比べて，『何が変わった』と言われると思いますか？」

記者「どのような言葉をかけてくれるでしょうか？」

記者「最後に，同じように目標に向かっている人へアドバイスをお願いします」

勝利者インタビューを行ったことで，気付いたことは何ですか？

今，自分の目標達成に向かってできそうな小さな行動は何ですか？

　いかがでしょうか？　目標を達成した時点から考えてみると，今まで気づかなかったことに気づけることがよくあります。

　ここでは，個人ワークとして，記者のインタビューに答えていきましたが，できれば職場のチームメンバーや学校の友人など，2人組になってやってみると，ますます，臨場感があってイメージが湧きやすいと思いますので，個人ワークが難しかった方は，試してみてください。

ステップ4 「敵」を把握する

　達成感を味わうためには，途中で投げ出さないことも重要です。

　目標を達成する方法は人それぞれ異なりますが，ポジティブサイコロジーの研究者が，物事を成し遂げるために途中で諦めなかった人たちがどんなことをしているのかを調査したところ，いくつかの共通点がありました。たとえば，目標を達成する人たちは，実際に達成している自分の姿をありありと想像して，あたかもすでに成果を出しているようなマインドでその目標に取り組んでいました。いわゆる，イメージトレーニングです。自分の中ではすでに達成しているため，途中で投げ出しにくくなるという点があるようです。また，次の点を特に取り上げたいのですが，目標を達成する人は，将来のことをポジティブに妄想するだけではなく，それと同時に，その目標達成までの行く手を阻む「障害」を想定し，その障害が現れた時にどのように対処するか，またはその障害が現れないようにするためには何をすべきかというイメージが事前にできていたのです。まさに「備えあれば憂いなし」ですね。

　諦めずに目標を達成するためには，ただポジティブ思考をすればよいのではなく，しっかり地に足を付けて，「敵」を知り，もしそれが現れてきたら，どのようにやっつけるかまで考えて実行していたことがわかったのです。ここでの「敵」は，時間やリソース，または，好ましくない人間関係という外的なものもあれば，「怠け心」や「やっぱり駄目だ」という頭の中のつぶやき等，内的なものも含まれます。

　テストに合格するために勉強を頑張っている時，「サボりたい」と思ってしまったら，その時，どのように振る舞おうか。ダイエットしている最中に甘いものが無性に食べたくなったら，どうしようか等，事前に現れてきそうな「敵」を想定し，その対処法を考えていたのです。そのため，目標達成に向かって取り組んでいる最中に「想定外」ということが少なく，淡々と感情に流されずに行動することができるのです。この研究結果をもとに，ある研究者が目標を達成した姿

147

をイメージして，その後，障害を把握して対策を練るというフレームワークを開発して，実際にさまざまな人に試したところ，諦めずに目標を達成する人が増えたという結果が出ました。

　このフレームワークを WOOP（ウープ）と言います。Wish（望み），Outcome（成果），Obstacles（障害），Plan（計画）の頭文字をとってできた枠組みですが，ぜひ，このフレームワークに沿って目標達成のための作戦を立ててみてください。

練習　WOOP（ウープ）

以下の質問に答えて，目標を達成するための計画を立ててください。

Wish（願望） 成し遂げたい願いは何ですか？	（例）〇〇大学に合格すること　等
Outcome（成果） その願いが叶ったら，何を得ることができますか？	（例）住みたかった場所で一人暮らしをしながら，今よりも自由に生きられそう　等
Obstacles（障害） その願いを実現することを妨げるものは何ですか？	（例）勉強の集中力を減らすもの（スマホとか）　等
Plan（計画） その障害に対して，どのように対処，または予防ができますか？	（例）スマホはカバンに入れて机の上に置かない　等

備えあれば憂いなし，です。特に「障害」と「計画」に注目して，以下の文章も完成させてください。

もし，＿＿＿＿＿＿＿＿＿＿＿＿＿＿＿＿＿＿ならば，

その時は，＿＿＿＿＿＿＿＿＿＿＿＿＿＿＿＿＿する

いかがでしょうか？　いつもだと自分の足を引っ張り得る障害も，このように事前に準備をしておくと，実際に出てきた時に「ほらっ出てきた！」と少しゲーム感覚で楽しめるのではないでしょうか？

目標達成には，ここで書いたアクションプランを活用していきましょう。

ステップ5　成長思考をもつ

ステップ4では，事前に「障害」を特定して対策を立てることで目標を達成しようという試みでした。一方，どれほど事前準備をしたとしても，実際にやってみたら失敗することも現実にはあります。目標を達成するためには，失敗や挫折から立ち直るというメンタル面，つまり，マインドのあり方も大切になります。目標に向けて取り組む際，人間には大きく分けて2つのマインドセットがあると言われています。

"There are no regrets in life, just lessons."
——Jennifer Aniston

（人生に後悔はなく，ただレッスンがあるだけだ）

　1つは，「自分の知性や能力は努力次第で変わるものだ」と信じている人たち，そして，もう1つは「自分の知性や能力は生まれつき決まっている」と信じている人たちです。これは，そう信じているか，信じていないかの違いですが，前者のマインドセットを「成長思考（Growth Mindset）」，後者を「固定思考（Fixed Mindset）」と呼びます。

　成長思考のマインドセットをもつ人たちは，良いことも悪いこともすべて「情報」と捉えて，そこから学び成長していこうと常に学習者の立場をとります。ですから，チャレンジを受け入れ，障害があっても粘り強く努力し，また，努力というものは何かを極めたり，目標を達成するための道筋であると捉えます。そのため，失敗しても継続できるので結果的に目標を達成することができるというわけです。

　一方，固定思考の場合，そもそもの能力は生まれつき決まっているので，努力しても無駄だと思ってしまい，障害にぶつかると簡単に諦めてしまい，結果，目標を達成できないという道を辿ってしまいます。失敗しても立ち直り，前に進み続けるためには，私たちが成長思考のマインドでいることがとても重要なのです。もしかすると，皆さんの中には，自分は固定思考だと思われた方もいらっしゃるかもしれませんが，そんな方に朗報です。

　近年の研究で，成長思考は習得可能であることがわかっています。そしてそのエビデンスは科学誌でも最も権威あるNature誌に掲載されるほど，多くの検証がなされているのです。

　ある1つの実験を見てみましょう。とある中学校で，生徒を2つのグループに分け，1つのグループの生徒にはあるエッセイを読んでもらいました。そのエッセイとはマウスを使った実験のお話で，玩具で遊んだり，仲間と餌を取り合ったり，さまざまなチャレンジを経験したマウスは，1匹でチャレンジすることなく育ったマウスと比較して，脳の中の神経回路の繋がりが増加していたことを示すものでした。これは人間の脳でも同様であることも追記されており，その授業を通して，「脳はチャレンジすることによって成長するんだ」ということを学んだグループの生徒たちは，実際に他方のグループよりも数学の成績が上がったのです。

　研究者によると，それは勉強している最中，たとえ問題を間違ったとしても，

生徒たちは「脳が成長している」と捉えることができたため，諦めることがなかったというのです。このような実験が数多くなされ，成長思考の効果はもとより，このマインドは習得可能であるということが明らかになったのです。このように「脳は鍛えれば成長する」という事実を知ることも成長思考を育む上で効果的ですが，その他にも，親や先生，または上司が，子どもや部下の結果ではなく，頑張っている過程を認めることで，本人の成長思考を養うとも言われています。成長思考のマインドをもつことは粘り強く継続する力を育みます。いかに成長思考をもつ工夫ができるかを一緒に考えてみましょう。

練習　成長思考（Growth Mindset）

　皆さんは成長思考と固定思考のどちらのマインドをもっていますか？

　仕事やプライベート等，人生の領域によってもマインドセットが異なる場合があります。「仕事では成長思考だけれども，いざ恋愛になると固定思考かも」など，さまざまな領域における自分のマインドセットを吟味してください。

人生の領域	成長思考／固定思考	なぜその思考をもつようになったのか？
（例）恋愛	固定思考	これまで4回フラれたから　等

　今，固定思考である領域で成長思考に変えるためには，どのような言葉がけを自分自身にした方がいいですか？

> （例）たった４回フラれただけで生まれつきモテないとか，もう無理って決めつけるのは早くないか？　最初の頃に比べたらマシにはなっているし，次がある，次が　等

　最後はいつも決まっているスケーリングを用いて，達成するまでの道のりを考えてみましょう。

練習　目標達成するためのアクションプランを作る

　今，取り組んでいることについて，目標達成をするまでにどのくらい到達していますか？　10段階で表した時，10が目標を達成している状態で，１が全くできていない状態とした時，今，どの辺りですか？

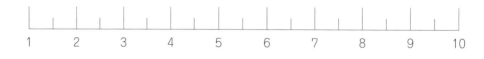

　その点数であるのはなぜですか？　５点の場合はなぜ４点ではないのでしょうか？　３点の場合は，なぜ２点ではないのでしょうか？　まずはあるものに目を向けて，その理由について挙げてみましょう。１つ思いついたら「他には？」と少なくとも３回，自分に問いかけてみてください。「他には？」と問いかけることで，脳が探し出します。

（例）6.5 点。就きたい職業の申請書類を 7 割方は集められているから。まだ
　　　具体的な公募が始まっていないから　等

今の自分の点数から，プラス 1 点した状態はどのような状態ですか？

（例）実際にその公募プロセスがどのようなものかを自分で把握できている状
　　　態　等

その状態になった時，今と比べてどのような違いが生み出されますか？

（例）期限より逆算して今，何をすべきか？　がより明確になり，準備がしや
　　　すくなる　等

プラス１点の状態になるためには，何をする必要がありますか？

> （例）実際にその公募プロセスを経験している人か，その関係者に話を聞いて
> みる　等

具体的にできそうな最初の小さな行動は何ですか？

> （例）とりあえず関係者のＭさんにメールしてみよう　等

それを行う上で「障害」となりそうなことは何ですか？

> （例）「いちいち聞いてこないで」とＭさんに悪印象を持たれてしまうかもし
> れないという不安　等

どのように対処，もしくは予防できますか？

> （例）文面で「お忙しいところ失礼いたします」という言葉を伝えたり，「それだけ本気なんです」という熱意を伝える　等

▼

いつそれをやりますか？

> （例）今からやります　等

　いかがでしょうか？　目標に向けて，最初から 10 点を目指してしまうと心が折れて続かない，やる気が湧かずに始められないことがよくあります。今の状態から，プラス 1 点や 0.5 点の前進のアクションプランを立てて，実行していきましょう。

> *"When you pray, move your feet."*
> *——African Proverb*
>
> （祈るなら，足も動かせ）

まとめクイズ

Q1. 何気ない日常生活の中で達成感を感じるためには，（小さな目標を作る・大きな目標を考える）ことが重要である

Q2. 目標を達成する仕方は（人それぞれ・皆同じ）であるため，勝ちパターンを見つけることも重要である

Q3. 目標を達成するためには，（事前に障害を特定する・なり振りかまわず気合いを出す）と達成しやすくなる

Q4. 脳は成長し続けるという（成長思考・固定思考）でいると，目の前の失敗も学びの機会と捉え，継続して取り組むことができる

A1. 小さな目標を作る

A2. 人それぞれ

A3. 事前に障害を特定する

A4. 成長思考

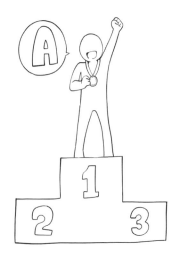

プラスα　活力を高めよう

身体の健康を高める

　ここまで，セリグマン先生が提唱したPERMA理論に沿って，「こころの健康」を構成する5つの要素とその育て方について見てきましたが，Chapter 1でも触れたように，近年，米国Flourishing CenterのEmiliya Zhivotovskaya氏が，「こころの健康」の6つ目の構成要素として「活力（Vitality）」を挙げ，「PERMA-V（パーマ・ヴイ）」というアップデートしたモデルを提唱しています。

　この「活力」とは，身体が健康な時にみなぎるエネルギーや生命力を指し，「身体の健康」も「こころの健康」に強く影響を及ぼすため，「こころの健康」の構成要素として，身体面の活力も含めるべきだという考えに基づいています。

　身体面の活力を高めるために重要なことは，適切な食事をとり，定期的に運動をし，良質な睡眠をとることです。

　この健康三原則の詳細に関しては，すでに皆さんの周りにさまざまな書籍や情報があると思いますので，本書では触れませんが，いかに身体を健康にして，活力を維持できるかも「こころの健康」にとって重要な側面です。

　ここでは，皆さんの「食事，運動，睡眠」がより良いものになるよう，スケーリングの技法を用いて，今，自分にできることを考えてみたいと思います。まずは「食事」から見ていきましょう。

※「PERMA-V（パーマ・ヴイ）」は近年，提唱され始めた新しい概念であり，まだ一般化されていないため，本書では「プラスα」としています。

練習　適切な食事をとる

ここ 1 週間，どのくらい適切な食事が摂れていますか？

10 段階で表した時，10 が好きなものも食べながら，栄養バランスも良く，腹八分目の理想的な状態で，1 が最悪な状態とした時，今，どの辺りですか？

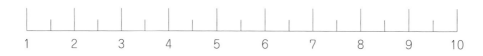

その点数であるのはなぜですか？　5 点の場合はなぜ 4 点ではないのでしょうか？　3 点の場合は，なぜ 2 点ではないのでしょうか？

まずはあるものに目を向けて，その理由について挙げてみましょう。1 つ思いついたら「他には？」と少なくとも 3 回，自分に問いかけてみてください。「他には？」と問いかけることで，脳が探し出します。

（例）2 点。年末年始で飲み会が多く，夜遅くまで食べ過ぎているけど，まだ気づけているだけマシかも　等

今の自分の点数から，プラス1点した状態はどのような状態ですか？

（例）食べ過ぎた翌日は1食にして，少し胃を休めることができている状態
　　　等

その状態になった時，今と比べてどのような違いが生み出されますか？

（例）毎日，満腹状態でなくなるので，少しスッキリするかも　等

プラス1点の状態になるためには，何が起きる必要がありますか？

（例）飲み会の翌日は1食にする　等

具体的にできそうな最初の小さな行動は何ですか？

> （例）次の飲み会の翌日は，朝食と昼食を摂らずに，15 時頃に軽いものを食
> べるだけにしよう　等

いかがでしょうか？

このプラス1点の行動をとってみると，気持ちも変わりそうなイメージが浮か
んできませんか？

次は「運動」について見てみます。

練習　定期的に運動する

ここ1週間，どのくらい身体を動かしていますか？

10 段階で表した時，10 が定期的に体を動かし，気持ちが良い理想的な状態で，
1 が全く身体を動かしていない状態とした時，今，どの辺りですか？

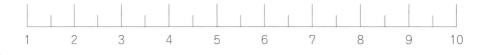

その点数であるのはなぜですか？　5点の場合はなぜ4点ではないのでしょう
か？　3点の場合は，なぜ2点ではないのでしょうか？　まずはあるものに目を
向けて，その理由について挙げてみましょう。1つ思いついたら「他には？」と
少なくとも3回，自分に問いかけてみてください。「他には？」と問いかけるこ
とで，脳が探し出します。

（例）6点。3〜4日に1回はジムに通っているから　等

今の自分の点数から，プラス1点した状態はどのような状態ですか？

（例）2〜3日に1回は通える状態　等

その状態になった時，今と比べてどのような違いが生み出されますか？

（例）仕事終わりに通えるように，仕事をテキパキと片付ける意識が生まれ，
　　　よりシャキッとした生活が送れそう　等

プラス1点の状態になるためには，何が起きる必要がありますか？

> （例）事前に1週間のスケジュールをきちんと立て，それに従って動けるよう
>   にすることかな　等

いかがでしょうか？

具体的にできそうな最初の小さな行動は何ですか？

> （例）日曜日の夜にこの1週間の予定を決める　等

いかがでしょうか？

こちらも「より適切な食事をとるための小さな行動」と同様，プラス1点の行動をとると自分の気持ちにも良い変化がありそうな感覚がありませんか？

最後は「睡眠」について見てみます。

練習　良質な睡眠をとる

ここ1週間，どのくらい良質な睡眠がとれていますか？

10段階で表した時，10が目覚めた時に頭がスッキリして，「よく眠れた」と心

から思えるような理想的な睡眠がとれている状態で，1が寝つきも悪く，全く眠れない最悪な状態とした時，今，どの辺りですか？

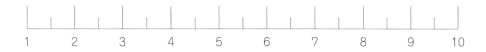

その点数であるのはなぜですか？　5点の場合はなぜ4点ではないのでしょうか？　3点の場合は，なぜ2点ではないのでしょうか？　まずはあるものに目を向けて，その理由について挙げてみましょう。1つ思いついたら「他には？」と少なくとも3回，自分に問いかけてみてください。「他には？」と問いかけることで，脳が探し出します。

> （例）5点。最近，0時半にはベッドに入れているから前よりはマシかな　等

今の自分の点数から，プラス1点した状態はどのような状態ですか？

> （例）起きた時に，もっとスッキリした気持ちで朝を迎えている状態　等

その状態になった時，今と比べてどのような違いが生み出されますか？

（例）スッキリとした頭で午前中の仕事がはかどりそう　等

プラス1点の状態になるためには，何が起きる必要がありますか？

（例）夜寝る前にスマホをいじらない，朝起きた時にもスマホを手にせず，少しストレッチとかをしてみる　等

具体的にできそうな最初の小さな行動は何ですか？

（例）スマホをベッドの近くに置かず，手に届くところにストレッチポールを置く　等

いかがでしょうか？

睡眠は食事や運動と異なり，なかなか自分の意志が反映されにくいため，少し難しく感じた方もいらっしゃるのではないでしょうか？

良質な睡眠がとれるようにお香を焚いたり，枕を変えたり，どんなに小さな行動でも構いませんので，自分の意志が及ぶ範囲でできそうなことをぜひ実験してみてください。

このプラス α では，「こころの健康」を高めるために，「身体の健康」について見てきました。

「健全なる精神は健全な肉体に宿る（A sound mind in a sound body.）」というように，こころを健康にするために身体のメンテナンスも心掛けていきましょう。

まとめクイズ

Q1. 近年，身体の健康も「こころの健康」に大きく影響を及ぼすため，（身体面の活力・BMI）も「こころの健康」の構成要素として考え始められている。

Q2. 身体面の活力を高めるためには，（睡眠・食事・恋愛・運動）の3つが特に重要だと言われている。

A1. 身体面の活力

A2. 睡眠，食事，運動

memo

Chapter 3

「こころの健康」を支援しよう

こころの強さに目を向ける

　Chapter 1 では，こころの健康がポジティブな感情，エンゲージメント，良好な人間関係，人生の意味，そして達成感という 5 つの構成要素から成り立つこと，Chapter 2 ではそれぞれの要素の高め方を見てきました。Chapter 3 では，身の回りにいる人たちのこころの健康を促進するためにできることを 5 つの構成要素をヒントに考えていきます。

　「こころの病気」を患う人に対して「頑張ろう」と言ってはいけないと言われるように，身近にいる大切な人の「こころの健康」を促進するために私たちにできることは何か，どのような言葉がけや接し方がよいのかを学んでいきましょう。

　まずは，こころの健康を育てる前に，前提としておきたい向き合い方があります。それは，相手のこころのレジリエンスに目を向けるという姿勢です。どんな人間にも，レジリエンス（こころの強さ）があると信じることがとても大切になります。

　病気とはいわないまでも，悩んでいる人の話を聞く際には，こちらが一方的に決めつけず，彼らが経験している，しんどい，辛い経験に耳を傾けることが重要です。話を聴いてあげるだけでも相手のこころは軽くなるはずなので，まずは傾聴して，共感してほしいのですが，その一方で，「どうやって，ここまでやって

これたのか？」というその人がもつ「こころの強さ」にも着目してください。

　既にもっているこころの強さに目を向けることで，「こころの不調を軽減する」だけの会話から「既にあるものを育てていく」という視点へと移行することができます。

　Chapter 1で見てきたように「こころの健康」と「こころの病気」は異なるものです。どれほど辛い思いをしている人が目の前にいたとしても，その人の中にもプラスの部分があることを忘れないでください。

練習　コーピング・クエスチョン

　相手の悩みを聞く時には，まず傾聴してください。そして，その状況でそう感じてしまうことは自然なことだと共感してあげてください。その上で「しんどいよね。それにもかかわらず，ここまでどのようにやってきたの？」「何が役に立っていたの？」と質問をしてみましょう。

　目的は相手が，自分の中にある「こころの強さ」にも目を向けられるようにすることです。

　繰り返しになりますが，まずは傾聴して共感することが大切です。

　その後に「どのようにやってきているのか？」を伺い，ネガティブな状況でも，自分を支えている力があることに目を向ける手助けをしましょう。キーワードは「にもかかわらず」です。

　実際に，相手のネガティブな気持ちを受け止め，その問題の原因を深掘りするだけの聞き方と，ネガティブな気持ちを受け止めた上で問題の原因を深掘りする代わりに，大崩れせずに存在できている理由を深掘りする聞き方の両方を試してみてください。そして，その比較から気付いたことを書いてみましょう。

（例）ネガティブな気持ちを聞いて問題の原因を深掘りしていくよりも，「にもかかわらず」の部分を聞いていくと，相手の気持ちが回復してくるのがより早く感じた　等

　いかがでしょうか？　自分の中の「こころの強さ」に目を向けるサポートをすることで，相手がエンパワーされている感覚を掴めた方もいるのではないでしょうか？　もちろん状況によっては，「ただ気持ちを聞いてほしい」だけの時も日常生活ではよくあることなので，しっかりと相手の気持ちを受け止めた後に，その人が既にもっている「心の強さ」に目を向けていきましょう。

"No matter how terrible the trauma,
it is not the only significant experience in the client's life.
If we respond as if it is,
the client becomes the victim of our treatment and the traumatic event."
——*Yvonne Dolan*

どれほどトラウマが悲惨であろうと，
それだけが彼らの人生における重要な経験ではない。
もし，私たちがまるでそれだけを彼らの重要な経験として反応したら，
彼らは治療とそのトラウマの出来事の被害者となってしまうだろう

ポジティブな出来事に気づくきっかけを作る

　それでは，ここから身近にいる大切な人のこころの健康を促進するために，PERMA の 5 つの構成要素を高めるポイントをそれぞれ見ていきたいと思います。

　ここでは具体的に皆さんが大切にする人を 1 人，イメージしながら考えると，より理解しやすくなると思います。

　皆さんにとって，大切な人を頭の中に思い浮かべながら，取り組んでみてください。

　まずはポジティブな感情です。相手のポジティブな感情を引き出すために，日常生活の些細なポジティブな出来事に気づくきっかけを作りましょう。

　具体的には，仕事から帰ってきたパートナーや学校から帰ってきたお子さんに対して，「今日，何が良かった？」という質問を投げかけることが有効です。

　「何が良かった？」と質問されることによって，脳は記憶の中から「良かった出来事」を検索し始めます。「良かったことはあった？」と聞いてしまうと「ある・ない」の会話になってしまうため，「些細なことでも，何が良かった？」と聞き，日常生活で見落としている，もしくはすでに残らず忘れてしまったポジティブな出来事への気づきを促しましょう。

　もし，ある出来事を話してきたら，「どうやったの？」とその出来事の一部始終を詳しく聞いてください。

　ポジティブな感情を十分に相手が味わえるように，積極的－建設的反応（82 ～ 87 ページ参照）の反応も用いて，ゆっくり聞きましょう。

　また，「他には？」と聞くことで，他のポジティブな出来事にもアクセスできるように促しましょう。

　もし，「何もない」「別に」という返事が返ってきた時は，「そういう日もある

よね。また今度教えてね」と相手が面倒臭いと思わないようにひとまず引き下がれる余裕をもちながらやってみてください。

　また，忘れがちですが，大切な人のポジティブな感情を促進するために最も大切なことは，ご自身が機嫌よくいることです。ポジティブな感情もネガティブな感情も人から人へと伝染することが研究でも明らかになっています。自分の機嫌は自分でとる。ある意味，Chapter 2のワークをご自身が行うことで，相手のこころの健康にも影響を与えるということも，頭の片隅に入れておきましょう。

　それではここで，皆さんがいま思い浮かべている人がよりポジティブな感情をもてるようになるために，ご自身ができそうなことを考えてみましょう。

　相手がポジティブな感情をもてるように取り組めそうなことは何ですか？

（例）いつも笑顔でいる，怒る時には言い方に気をつける　等

　いかがでしょうか？　自分が行う何気ない小さな言動も相手がポジティブな感情をもつきっかけとなることがありますので，意識して実践してみてください。

"Happiness is a choice, not a result."
——*Ralph Marston*

（幸せは結果ではなく，選択である）

没頭できる環境を整える

次に，エンゲージメントについての支援方法を考えていきましょう。

相手が時間の感覚を忘れて，ある活動に没頭できるようになるためには，その環境を整えるという点に関して，周囲がサポートできることがあるかもしれません。

そのために改めて，フロー状態になる時の7つの条件（61 〜 65 ページ）を確認して，自分に何ができるかを考えてみましょう。

No.	フロー状態になる7つの条件	サポートできそうなこと
1	注意の散漫を避ける	
2	目的が明確である	
3	ただちにフィードバックが得られる	
4	チャレンジとスキルのバランスが保たれている	
5	失敗することへの心配がない	
6	自己や周囲の状況を忘れている	
7	活動に本質的な価値がある	

いかがでしょうか？　たとえば，「ただちにフィードバックが得られる」「失敗することへの心配がない」等，本人だけでは整えることが困難な条件もあります。

「その人が失敗しても大丈夫だと思えるためには，どんなかかわりができるだろうか？　どうすれば安心感を与えることができるだろうか？」「その人がフロー状態に入るためには，今，与えたタスクは本当に適切なレベルだろうか？」等，7つの条件を確認してみると，手助けできそうなヒントが見つかるかもしれません。

今，思い浮かべている人のエンゲージメントがより高まるように，ご自身ができそうなことを考えてみてください。

相手がある活動に没頭できるためにサポートできることは何ですか？

（例）今の仕事の目的がより明確になるように，優先順位を決める手助けをする　等

　いかがでしょうか？　フローに入るかどうかは相手次第ですが，環境を整える手助けはできる余地があると思います。ぜひ，環境づくりのサポートをしてみてください。

コミュニケーションの循環を把握する

　次に PERMA の "R"，人間関係について一緒に考えていきたいと思います。
　身近な人との人間関係を良好にするために，積極的−建設的反応を意識してみましょう。良い話を聞いたら，「それいいね。詳しく聞かせてよ」と自分の話に持ち込まず，相手のお話に耳を傾けたいですね。ここで，本書の原則である「過去にうまくいっていることを増やす」に従い，その人に対してうまく積極的−建設的反応ができた時を思い出してみましょう。

> *"Just as ripples spread out when a single pebble is dropped into water, the actions of individuals can have far-reaching effects."*
> ——*Dalai Lama*
>
> （ちょうど小石を水に落とすと波紋が広がっていくように，
> 個人の行動は広い範囲に影響を及ぼす可能性がある）

最近，その相手に対してうまく積極的－建設的反応ができたのはいつですか？
その時どのようなことをしましたか？

（例）ゲームで勝ち，そのことについて話してきた息子に対し，「すごいじゃ
　　　ん。どうやったの？」と話を聞いてあげた　等

　また，親子関係等，大切な関係であるにもかかわらず，距離が近すぎるために，
あまりうまくいっていない人間関係もあるかもしれません。

　そのような場合，一度，どのようなコミュニケーションの循環やパターンが生
まれているのかを確認することをお勧めします。

　たとえば，子どもが宿題をしないから厳しく叱ると，黙って部屋に戻ってしま
い，会話ができなくなり，ますます宿題をしなくなる，というような場合，「子
どもが宿題をしない」→「厳しく叱る」→「黙って部屋に戻る」→「会話ができ
なくなる」→「ますます宿題をしなくなる」と，自分では良かれと思って言って
いることが，かえってその問題を維持させてしまっている可能性もあります。

　これは，鶏が先か卵が先かのような話で，「子どもが宿題をしないから」「親が
うるさいから」と「誰が悪い」という原因探しをするのではなく，今，どのよう
なシステムや悪循環ができているのかを把握するといいケースです。

　本書の原則の「うまくいっていないことは，何でもいいから違うことをする」
に従い，誰かが異なる行動をとって，この悪循環を断ち切ることをお勧めします。

　相手を変えることはできませんから，自分が異なる行動をとることで，人間関
係を良好な方向へともっていきましょう。

今，うまくいっていない人間関係があれば，どのような悪循環が生まれているのかを「→」を用いて，書いてみてください。

（例）「息子がゲームばかりして，勉強しない」→「私がゲームを取り上げる」
　　　→「怒ってきて，暴れ出す」→「私は無視する」→「部屋に閉じこもり，
　　　話す機会がなくなる」→ 「勉強は一向にしていない」 等

　いかがでしょうか？　どのような悪循環が生まれているのかを書いてみて，気づいたことや発見したことを書いてみましょう。

（例）本来の目的は「息子が勉強をすること」だったのに，ゲームを取り上げ
　　　ても勉強していないのであれば，意味がないし，話す機会さえなくなっ
　　　てしまっている　等

　どのような気づきがありましたか？
　それでは，この悪循環を断ち切るために，ご自身ができそうなことを書いてみてください。原則は，「うまくいっていないことは，何でもいいから違うことをする」です。どの方法でうまくいくかわかりませんので，実験感覚でどんどん試していきましょう。

相手とより良い人間関係を築くために取り組めそうなことは何ですか？

（例）まずはゲームを返して，その時，このゲームのどういう点が面白いのか，
少し聞いてみる　等

　ここでは，良好な人間関係を育むために相手との会話の質を高めたり，悪循環を断ち切るためにできそうなアクションを考えてみました。できる範囲で実践してみてください。

支援をもらう側ではなく，与える側になるようかかわる

　次は「人生の意味」です。大切な人のこころの健康を促進するために，私に何ができるだろう？と考えていくと，どうしても「何かをやってあげないと」と考えがちです。一方，Chapter 2 の「人生の意味」のパートで見てきたように，こころの健康にとって重要なことは「誰かに貢献している」という感覚です。つまり，支援を受けとる側ではなく，与える側に回ることがポイントになってきます。

　そこで大切な人のこころの健康を高めるために，相手を助けるのではなく，相手に助けてもらいましょう。「これをしてくれたら，私，とても助かるんだけど，ちょっと手伝ってくれない？」「○○してくれて，本当に助かったよ。ありがとう」等，相手が与える側になるように意識してかかわっていくと，「自分も人の役に立てるんだ」「自分にも居場所があるんだ」と存在意義や自己肯定感が高まっていきます。皆さんにとっての大切な人が「与える側」に回れるような場面がないか，考えてみましょう。

相手が「与える側」に回れる機会には，どのような場面がありますか？

（例）これまでその人が困らないように全部やってあげていたけど，本人にしてもらって「ありがとう。助かったよ」という言葉を増やしてみよう等

　また，Chapter 2で見てきた自分の強みを仕事で活かすことも人生に意味を与えてくれるものになります。同じ仕事をしていても，自分の特徴的な強みを活かしているという自覚が高まると「天職」だと感じる人が増えたという研究があります。

　そのため，相手のこころの健康を高めるために，その人がどのような特徴的な強み（24種の中でも特に自分らしく，自然と使えて，活力が湧いてくる強み）をもっていて，それらを日々の業務にどのように活かしているのかを見つけて，伝えてみましょう。

創造性	好奇心	知的柔軟性
向学心	大局観	勇敢さ
誠実さ	熱意	忍耐力
親切心	愛情	社会的知性
チームワーク	公平さ	リーダーシップ
寛容さ	慎み深さ・謙虚さ	思慮深さ・慎重さ
自律心	審美眼	ユーモア
感謝	希望・楽観性	スピリチュアリティ

相手の特徴的な強みは何ですか？

その強みは仕事でどのように活かされていますか？

また，その人はその強みを活かしている自覚がどれくらいありますか？

（例）Aさんの特徴的な強みは「知的柔軟性」と「思慮深さ」で，いつもさまざまな角度から吟味して，リスクを回避するための提案をしてくれる。その提案にチームはかなり助かっているんだけど，本人はそのことに気づいているかな？　今度，伝えてみようかな　等

　いかがでしょうか？　ここでは，相手の「人生の意味」をより深めるために，その人が貢献できる場を設けること，そして，その人の特徴的な強みが仕事で活かせていると実感できるようにすることを見てきました。

　その他にも，「一貫性」（115ページ参照）を見出すために，過去からこれまでの人生のライフチャートを一緒に見ながら，話を聞いてあげたり，人生の方向性を明確にするために，Chapter 2で行った「最期の時」（121〜123ページ参照）を質問したり，身近でできることはたくさんあります。

　先行きが不透明な時代だからこそ，ぜひ，大切な人の「人生の意味」を深めるために，本書を役立ててください。

相手が「自分の人生には意味がある」とより思えるようになるために取り組めそうなことは何ですか？

（例）今，結構忙しくて，あまり声をかける時間がなかったけど，「いつも助かっているよ。いてくれてありがとう」と，感謝の言葉を伝えよう等

プラスの行動の目標を立て，勝因分析をサポートする

最後は「達成感」について見ていきましょう。達成感を感じるためには，目標を立てて，その人に合ったやり方で物事を進めていくことが大切であることをChapter 2 で学びました。

そのために，相手の目標，すなわち，「何が欲しいのか？」を明確にすることは，その人が物事を成し遂げる上で役立つサポートになるかもしれません。

目標設定で重要なことは，「〇〇しない」というネガティブな目標ではなく，「〇〇する」というポジティブな行動の目標を設定することです。

「〇〇しない」というネガティブな行動は，実はやってみるとわかると思いますが，結構，難しいのです。それよりも，「〇〇する」というプラスの行動であれば，意識して実行しやすいという利点があります。

たとえば「間食で甘いもの食べない」という目標よりも，「空腹時はナッツを食べる」という目標を立てた方が実行に移しやすいのです。

そのため，もし相手が「〇〇しなくなりたい」と言っていたら，ぜひ「その代わりに何をしたいの？」と聞いてください。キーワードは「その代わりに」です。

相手がマイナスの目標を設定していることに気づいたら,「その代わりに」と聞いてみてください。

　また,人それぞれ,目標達成までのやり方は異なりますので,その人が過去,似たような状況でうまくいった時のこと（成功体験）や,例外的にできた時のこと（例外探し）を振り返り,勝因分析をする癖をつけさせてください。

　成功するためには,なぜできなかったのかという原因分析よりも,うまくいった時のことを思い出し,なぜうまくいったのかを分析した方が効果があることが報告されています。

　ですから,相手が目標に向けて取り組んでいる時には,「過去に似たような状況でうまくいったのはどんな時だった？」「最後にそれができたのはいつ？」と過去にうまくいった時の話を引き出して,「どうやったの？」と質問しながら,そのプロセスを丁寧に聞いてください。

　相手はそのプロセスを思い出しながら事細かに話すことで,「だから,あの時うまくいったのか」と気づき,その洞察を今回の目標に対しても活用し,目標も達成しやすくなるはずです。

　ぜひ,「勝因分析」というキーワードも頭の片隅に入れておきましょう。

　その他にも,相手の目標達成をサポートするために,その人の「成長思考」を育てることも重要です。

　成功したかどうかという「結果」よりも努力をしたことや取り組んだプロセスを承認することで,「自分は成長しているんだ」という実感を持てるようになり,それがその人の粘り強さや継続力に繋がります。

　また,Chapter 2 でも見てきたように,目標を達成するために,どのような「障害」があるかを考えさせたり,本書でよく登場するスケーリングの質問（例：プラス1点の状態になるためには……等）も,目標達成に向けたアクションプランを作成する上で効果がありますので試してみてください。

相手の目標達成をサポートするために取り組めそうなことは何ですか？

```
（例）スケーリングの質問は，目標達成を考える時に使えそうだから，今度，
　　　部下の進捗を聞く時に使ってみようかな　等
```

　いかがでしょうか？　相手が達成感を感じられるように書いたものを実践してみてください。

　Chapter 3 では周りの人のこころの健康を促進するために，PERMA の各要素から私たちにできるかかわり方を見てきました。人の役に立つことも考えていくと，自分のこころの健康を高めることにも繋がります。ぜひ，些細なことでも構いませんので，できることから実践してみてください。

> *"Positive psychology could be summed up in three simple words,*
> *"other people matter."*
> ——*Christopher Peterson*
> （ポジティブサイコロジーは，次の言葉で簡潔に要約できる。
> それは「他者が重要である」ということだ）

まとめクイズ

Q1. 相手の悩みを聞く時，相手の気持ちに共感した上で，（その状況下でも自分を支えているもの・さらにその悩みの原因）について丁寧に伺う姿勢が重要である

Q2. 相手が日々の生活の中で些細なポジティブな出来事に気づけるように，（良かったことがあったかどうか・何が良かったか）を伺う

Q3. 相手のエンゲージメントを高めるために，（没頭できる環境を整える・モノで釣る）

Q4. 相手との人間関係を良好にするために，（どんな会話パターンが生まれているのかを分析する・相手を変える努力をする）

Q5. 相手が自分の人生に意味を感じるために，（すべてお世話してあげる・相手にできることで手伝ってもらう）

Q6. 相手が成長思考をもてるようにするためには，（結果だけを褒める・過程を認めていく）ことが重要である

A1. その状況下でも自分を支えているもの

A2. 何が良かったか

A3. 没頭できる環境を整える

A4. どんな会話パターンが生まれているのかを分析する

A5. 相手にできることで手伝ってもらう

A6. 過程を認めていく

おわりに

　本書を通して，「こころの健康」の構成要素を共に見てきました。最後まで読み進め，練習を実践してこられた皆さんにとって，Part 1 でお話ししていた「こころの病気」を治すことと「こころの健康」を育てることは別のプロセスであるということ，そして「こころの健康」を育てるためには意図的な行動が必要になるということを，より深くご理解いただけたのではないかと思っています。

　私たちはどんなに苦境の最中にいても，混沌とした世界の渦中にあっても，こころを健康する力をもっています。こころの健康を高めるためには，意識して実践することが何より大切です。本書に書かれている内容をすべて覚えておく必要はありませんので，ぜひ，時折，自分のこころを PERMA (-V) に沿って振り返り，どの要素にテコ入れすべきかを考えてご自身に合う形で実践してみてください。
　令和時代を「豊か」に生きるためには，こころの健康を育てていくことが大切です。日常生活でネガティブな感情を大切にしながら，ポジティブな感情も増やして，バランスを保っていくこと，時間を忘れて没頭できる瞬間を増やしていくこと，良好な人間関係を築き，自分にとっての人生の意味を見出すこと，目標を設定して常に学習者の視点に立ち，達成感を味わっていくこと，そして，身体の健康もケアすること，これらの実践によって，皆さんの人生がさらに豊かなものになることを願っています。

　最後になりましたが，本書の制作にあたって，金剛出版の中村奈々様には大変お世話になりました。また，各パートの最後に PERMA のイラストを快く描いてくださった筑紫丘高校ラグビー部の後輩である漫画家，マツオカヨシノリ様に深く感謝申し上げます。そして，コロナ禍であっても私自身のこころが健康で

あるのは，大野裕先生，坪田一男先生，三村將先生，海原純子先生，川島素子先生をはじめとする日本ポジティブサイコロジー医学会の先生方のご指導，そして，株式会社メディプロデュースの久保田恵里様，MediPro TV の奥村玲様，株式会社 EDIT STUDY の小路永啓多様，村山雅俊様，Gallup 社の古屋博子様，大岸良恵様，立教大学 GLP の内藤博之様，株式会社リードの鍋谷陽介様，New Nanay's の佐藤公俊様，佐藤小百合様，加藤圭一先生，木村江志様，寺田裕一様，上原秀介様，杉山クリス様，春畑光美様をはじめとする数多くの方々との繋がりのお陰であると，本書を執筆しながら，改めて実感いたしました。この場をお借りして，深く感謝申し上げます。

2021 年 12 月　松隈信一郎

参考文献

Bannink, F. (2014). *Post traumatic success: Positive psychology & solution-focused strategies to help clients survive & thrive*. WW Norton & Company.

Bannink, F., & Jackson, P. Z. (2011). Positive Psychology and Solution Focus – looking at similarities and differences. Interaction. *The Journal of Solution Focus in Organisations, 3*(1), 8-20.

Baumeister, R. F., Bratslavsky, E., Finkenauer, C., & Vohs, K. D. (2001). Bad is Stronger than Good. *Review of General Psychology*, 5(4), 323–370.

Besser, L. L., & Oishi, S. (2020). The psychologically rich life. *Philosophical Psychology, 33*(8), 1053-1071.

Biswas-Diener, R., Kashdan, T. B., & Minhas, G. (2011). A dynamic approach to psychological strength development and intervention. *The Journal of Positive Psychology, 6*(2), 106-118.

Biswas-Diener, R. (2010). *Practicing positive psychology coaching: Assessment, activities and strategies for success*. John Wiley & Sons.

Bryant, F. B., & Veroff, J. (2017). *Savoring: A new model of positive experience*. Psychology Press.

Bryant, F. B., Smart, C. M., & King, S. P. (2005). Using the past to enhance the present: Boosting happiness through positive reminiscence. *Journal of Happiness Studies, 6*(3), 227-260.

Buckingham, M., & Clifton, D. O. (2001). *Now, discover your strengths*. Simon and Schuster.

Clifton, D. O., & Harter, J. K. (2003). Investing in strengths. In A. K.S. Cameron, B. J.E. Dutton, & C. R.E. Quinn (Eds.), *Positive organizational scholarship: Foundations of a new discipline* (pp. 111-121). Berrett-Koehler Publishers, Inc.

Csikszentmihalyi, M. (1997). *Finding flow: The psychology of engagement with everyday life*. Basic Books.

De Jong, P., & Berg, I. K. (2012). *Interviewing for solutions. 4th ed*. Cengage Learning.

De Shazer. S. (1985). *Keys to solution in brief therapy*. W.W. Norton.

De Shazer, S. (1988). *Clues: Investigating solutions in brief therapy*. W.W. Norton.

Diener, E., & Diswas-Diener, R. (2008). *Happiness: Unlocking the mysteries of psychological wealth*. Blackwell Publishing.

Dweck, C. S. (2017). *Mindset-updated edition: Changing the way you think to fulfil your potential*. Little, Brown Book Group.

Fredrickson, B. L. (2001). The role of positive emotions in positive psychology. The broaden-and-build theory of positive emotions. *The American Psychologist, 56*(3), 218-26.

Fredrickson, B. L. (2009). *Positivity: Top-notch research reveals the 3-to-1 ratio that will change your life*. Harmony.

Fredrickson, B. L. (2013a). Positive emotions broaden and build. In P. Devine, & A. Plant (Eds.),

Advances in Experimental Social Psychology (Vol. 47, pp. 1-53). Academic Press.

Fredrickson, B. L. (2013b). *Love 2.0: Finding happiness and health in moments of connection.* Penguin.

Gable, S. L., Reis, H. T., Impett, E. A., & Asher, E. R. (2004). What do you do when things go right? The intrapersonal and interpersonal benefits of sharing positive events. *Journal of Personality and Social Psychology, 87*(2), 228-245.

Gable, S. L., & Reis, H. T. (2010). Good news! Capitalizing on positive events in an interpersonal context. In *Advances in experimental social psychology* (Vol. 42, pp. 195-257). Academic Press.

Harzer, C., & Ruch, W. (2012). When the job is a calling: The role of applying one's signature strengths at work, *The Journal of Positive Psychology, 7*(5), 362-371.

Harzer, C., & Ruch, W. (2016). Your strengths are calling: Preliminary results of a web-based strengths intervention to increase calling. *Journal of Happiness Studies, 17*(6), 2237-2256.

Heekerens, J. B., & Eid, M. (2021). Inducing positive affect and positive future expectations using the best-possible-self intervention: A systematic review and meta-analysis. *The Journal of Positive Psychology, 16*(3), 322-347.

Hosker, D. K., Elkins, R. M., & Potter, M. P. (2019). Promoting mental health and wellness in youth through physical activity, nutrition, and sleep. *Child and Adolescent Psychiatric Clinics, 28*(2), 171-193.

Ito, T. A., Larsen, J. T., Smith, N. K., & Cacioppo, J. T. (1998). Negative information weighs more heavily on the brain: The negativity bias in evaluative categorizations. *Journal of Personality and Social Psychology, 75*(4), 887–900.

Kashdan, T. B., & Biswas-Diener, R. (2014). *The upside of your dark side: Why being your whole self - not just your "good" self - drives success and fulfillment.* Penguin.

Keyes, C. L. (2005). Mental illness and/or mental health? Investigating axioms of the complete state model of health. *Journal of Consulting and Clinical Psychology, 73*(3), 539-548.

Lopresti, A. L., Hood, S. D., & Drummond, P. D. (2013). A review of lifestyle factors that contribute to important pathways associated with major depression: Diet, sleep and exercise. *Journal of Affective Disorders, 148*(1), 12-27.

Martela, F., & Steger, M. F. (2016). The three meanings of meaning in life: Distinguishing coherence, purpose, and significance. *The Journal of Positive Psychology, 11*(5), 531-545.

Matsuguma, S., Kawashima, M., Negishi, K., Sano, F., Mimura, M., & Tsubota, K. (2018). Strengths use as a secret of happiness: Another dimension of visually impaired individuals' psychological state. *PLoS ONE* 13(2): e0192323.

Matsuguma, S., Kawashima, M., & Tsubota, K. (2018). Applying strengths from the virtual to the real world: Strength intervention for Hikikomori youth: A case study. *Positive Clinical Psychology: An international perspective,* 1.

Nakamura, J., & Csikszentmihalyi, M. (2014). The concept of flow. In *Flow and the foundations of positive psychology* (pp. 239-263). Springer, Dordrecht.

Niemiec, R. M. (2017). *Character strengths interventions: A field guide for practitioners. 1ˢᵗ ed.* Hogrefe Publishing.

Niemiec, R. M. (2019). Finding the golden mean: the overuse, underuse, and optimal use of character strengths. *Counselling Psychology Quarterly,* 32(3-4), 453-471.

Oettingen, G. (2012). Future thought and behaviour change. *European Review of Social Psychology,* 23(1), 1-63.

Oettingen, G. (2015). *Rethinking positive thinking: Inside the new science of motivation.* Current.

Oishi, S., & Westgate, E. C. (2021). A psychologically rich life: Beyond happiness and meaning. *Psychological Review.* Advance online publication. https://doi.org/10.1037/rev0000317

O'Brien, E. (2014, November 19). PERMA-V: Training with rigor & vigor. Retrieved November 24, 2021, from https://positivepsychologynews.com/news/elaine-obrien/2014111930383

Peterson, C. & Seligman, M. E. P. (2004). *Character strengths and virtues: A handbook and classification.* American Psychological Association.

Rashid, T. (2015). Positive psychotherapy: A strength-based approach. *The Journal of Positive Psychology,* 10(1), 25-40.

Rashid, T., & Seligman, M. E. P. (2018). *Positive psychotherapy: Clinician manual.* Oxford University Press.

Roth, L., & Laireiter, A. R. (2021). Factor Structure of the "Top Ten" Positive Emotions of Barbara Fredrickson. *Frontiers in Psychology,* 12, 641804.

Russell, J. A. (1980). A circumplex model of affect. *Journal of Personality and Social Psychology,* 39(6), 1161-1178.

Ryan, R. M., & Frederick, C. (1997). On energy, personality, and health: Subjective vitality as a dynamic reflection of well-being. *Journal of Personality,* 65, 529-565.

Schutte, N. S., & Malouff, J. M. (2019). The impact of signature character strengths interventions: A meta-analysis. *Journal of Happiness Studies,* 20, 1179-1196.

Seligman, M. E. P., Rashid, T., & Parks, A. C. (2006). Positive psychotherapy. *The American Psychologist,* 61, 774–788.

Seligman, M. E. P. (2012). *Flourish: A visionary new understanding of happiness and well-being.* Simon and Schuster.

Seligman, M. E. P., & Csikszentmihalyi, M. (2000). Positive psychology. An introduction. *The American Psychologist,* 55(1), 5-14.

Seligman, M. E., P. Steen, T. A., Park, N., & Peterson, C. (2005). Positive psychology progress: Empirical validation of interventions. *The American Psychologist,* 60(5), 410-421.

Sheldon, K. M., & Lyubomirsky, S. (2006). How to increase and sustain positive emotion: The effects of expressing gratitude and visualizing best possible selves. *The Journal of Positive Psychology,* 1(2), 73-82.

Silvia, P. J. (2005).What is interesting? Exploring the appraisal structure of interest. *Emotion,* 5(1), 89-102.

Snyder, C. R. (2002). Hope theory: Rainbows in the mind. *Psychological Inquiry, 13*(4), 249-275.

Schueller, S. M. (2010). Preferences for positive psychology exercises. *The Journal of Positive Psychology,* 5(3), 192–203.

Toepfer, S. M., Cichy, K., & Peters, P. (2012). Letters of gratitude: Further evidence for author benefits. *Journal of Happiness Studies,* 13(1), 187-201.

Wagner, L., Gander, F., Proyer, R. T., & Ruch, W. (2020). Character strengths and PERMA:

Investigating the relationships of character strengths with a multidimensional framework of well-being. *Applied Research in Quality of Life, 15*(2), 307-328.

Warner, R. E. (2013). *Solution-focused interviewing: Applying positive psychology, a manual for practitioners.* University of Toronto Press.

Westerhof, G. J., & Keyes, C. L. (2010). Mental illness and mental health: The two continua model across the lifespan. *Journal of Adult Development,* 17(2), 110-119.

Yeager, D. S., Hanselman, P., Walton, G. M., Murray, J. S., Crosnoe, R., Muller, C., Tipton, E., Schneider, B., Hulleman, C. S., Hinojosa, C. P., Paunesku, D., Romero, C., Flint, K., Roberts, A., Trott, J., Iachan, R., Buontempo, J., Yang, S. M., Carvalho, C. M., Hahn, P. R., ... Dweck, C. S. (2019). A national experiment reveals where a growth mindset improves achievement. *Nature,* 573(7774), 364-369.

著者略歴

松隈 信一郎（まつぐま・しんいちろう）

医学博士，公認心理師。フィリピン大学ディリマン校心理学部講師，一般社団法人 School for Strengths-Based Education 代表理事。慶應義塾大学大学院医学研究科博士課程修了。専門はポジティブ心理学，ストレングス，心理的豊かさの研究。立教大学グローバル教育センター講師，慶應義塾大学医学部精神・神経科学教室特任助教を経て現職。2019 年，第 6 回ポジティブサイコロジー国際学会臨床部門症例大会ファイナリストに選出される。日本ポジティブサイコロジー医学会評議員。著書に「ポジティブサイコロジー：不登校・ひきこもり支援の新しいカタチ」（金剛出版）等。

人生を豊かにするウェルビーイングノート

ポジティブサイコロジー×解決志向アプローチで
こころの健康を育てる

2022 年 2 月 20 日　発行
2024 年 1 月 20 日　2 刷

著　者　松隈 信一郎
発行者　立石 正信
印刷・製本　三協美術印刷
組版　古口 正枝
装丁　臼井 新太郎
株式会社　金剛出版
〒 112-0005　東京都文京区水道 1-5-16
　　　　　　　電話 03（3815）6661（代）
　　　　　　　FAX03（3818）6848

ISBN978-4-7724-1868-3　C3011　　　　　　　　　　Printed in Japan ©2022

好評既刊

Ψ金剛出版　〒112-0005　東京都文京区水道1-5-16　Tel. 03-3815-6661　Fax. 03-3818-6848
e-mail eigyo@kongoshuppan.co.jp　URL https://www.kongoshuppan.co.jp/

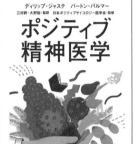

ポジティブサイコロジー 不登校・ひきこもり支援の 新しいカタチ

[著] 松隈信一郎

不登校やひきこもりの若者のストレングス（強み）を生かしながら希望に向けて進める形の支援を続けてきた著者が，ポジティブサイコロジーの科学的根拠に基づいた実践的アプローチを紹介する。支援する若者のこころを「庭」にたとえ，ネガティブな側面（雑草）をならしながらプラス面（花）を育てるという発想から支援をしていく。　　　　　　　定価3,080円

ポジティブ精神医学

[著] ディリップ・V・ジェステ　バートン・W・パルマー
[監訳] 大野 裕　三村 將　[監修] 日本ポジティブサイコロジー医学会

ポジティブ精神医学の支柱は，ポジティブな感情（Positive Emotion），エンゲージメント（Engagement），良い関係（Good Relationships），意味（Meaning），（達成（Accomplishment）を追求する，というPERMAモデルである。上記の介入を行いながら，ウェルビーイングを目指すものであるが，ウェルビーイングは主観に基づくものであり，全貌がよくわからない。本書では，客観的に測定可能な結果（死亡率が減り寿命が延びるなど）を裏付け，精神医学の実践，教育，および研究の中心的構成要素になることを目指す。　　　　　　　　　　　　　　　　　　　　　　　　　　定価8,800円

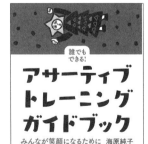

アサーティブ・トレーニング ガイドブック
みんなが笑顔になるために

[著] 海原純子

アサーティブとは，相手も自分も「OK」というゴールを目指すコミュニケーションである。日常会話の中で「仕方なく……」と妥協した返事になることはないだろうか？　自分が思っていることを言わずに溜めたままにしていると，本当の感情がわからなくなってしまったり，溜めていることのストレスによって身体のさまざまな部分に不調が現れたりする。そうなる前に，本書を使いアサーティブについて学んでみよう！　　　　　本体2,420円

価格は10%税込です。

好評既刊

Ψ金剛出版　〒112-0005　東京都文京区水道1-5-16　Tel. 03-3815-6661　Fax. 03-3818-6848
e-mail eigyo@kongoshuppan.co.jp　URL https://www.kongoshuppan.co.jp/

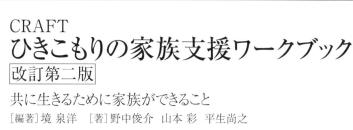

CRAFT
ひきこもりの家族支援ワークブック
改訂第二版
共に生きるために家族ができること
[編著]境 泉洋　[著]野中俊介　山本 彩　平生尚之

「日々の生活を共に生きる」という安心に基づく家族支援の視点から，安心できる関係づくりをめざし，加えて対応困難とされる発達障害のあるケースにも論及している。臨床心理士，公認心理師，精神科医，教育関係の援助職，あらゆる職種の方々が家族のコミュニケーション改善に取り組む際に有用な援助技法を解説したワークブック。　　　　　定価3,300円

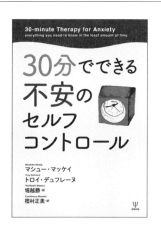

30分でできる
不安のセルフコントロール
[著]マシュー・マッケイ　トロイ・デュフレーヌ
[訳]堀越勝　樫村正美

不安の取り扱い方のコツ，教えます。不安で落ち着かない，不安で夜も眠れない，不安が頭から離れない……不安という感情は私たち人間の悩みの種でもある。しかし，不安はなぜ生じるのか？　不安を必要以上に大きくさせているのは，実は自分自身かもしれない。取り組む時間は1日わずか30分。不安のメカニズムを知り，その取り扱い方を学ぶことで，不安に負けない日常を手に入れよう。　　　　　定価1,980円

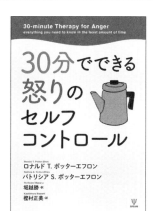

30分でできる
怒りのセルフコントロール
[著]ロナルド T. ポッターエフロン　パトリシア S. ポッターエフロン
[訳]堀越勝　樫村正美

怒りに困らされずに一日を終えるのはとても難しい。怒りをなくしたいという願いは誰にでもある。しかし，怒りは敵ではなく，私たちになくてはならない感情である。怒りを悪化させてしまうのは，実はあなたの取り扱い方によるものかもしれない。取り組む時間は1日わずか30分。怒りのメカニズムを知り，その取り扱い方を学ぶことで，怒りをなくさずに今よりも「楽に生きる」方法が見つかるはずだ。　　　　　定価1,980円

価格は10％税込です。

好評既刊

Ψ金剛出版　〒112-0005　東京都文京区水道1-5-16　Tel. 03-3815-6661　Fax. 03-3818-6848
　　　　　　　　e-mail eigyo@kongoshuppan.co.jp　URL https://www.kongoshuppan.co.jp/

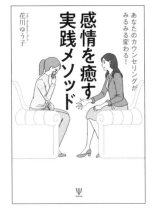

あなたのカウンセリングがみるみる変わる!
感情を癒す実践メソッド
[著] 花川ゆう子

感情理論，愛着理論，トランスフォーマンス理論をベースとするAEDP（Accelerated Experiential Dynamic Psychotherapy：加速化体験力動療法），なかでもカウンセリングスキルの基本中の基本ながらあまり知られていない，クライエントの感情やカウンセラーとの関係の「トラッキング（追跡＝探索＝分析）」にフォーカス。逐語録として登場する豊富な事例はセッションの実際を生き生きと伝え，まるで個人レッスンを受けるようにAEDPを学ぶことができる。今まさに変わろうとするクライエントをやさしく支える，一歩先へ進むためのカウンセリングガイド。　　　　定価3,520円

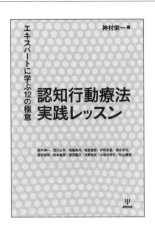

認知行動療法 実践レッスン
エキスパートに学ぶ12の極意
[編] 神村栄一

対応が難しいクライエントを支援するための12の秘訣を，認知行動療法のエキスパートが伝授する。自然な解消・治癒に至るきっかけ，生活リズムと行動活性化，アグレッシブな環境調整，エクスポージャーと儀式妨害，治療停滞要因の検討，社交不安障害のためのプロトコル遵守，文献検索サイトによるケースフォーミュレーション，モニタリングと置換スキル，臨床的エビデンスの検証，行動分析学，不登校支援のための漸次的接近，強化と罰の使用法──「CBTのマニュアル化」が進む今こそ求められる，中上級レベルのCBTを目指すセラピストのための必読テキスト！　　　定価3,520円

頑張りすぎない生き方
失敗を味方にするプログラム
[著] エリザベス・ロンバード
[監訳] 大野 裕　[訳] 柳沢圭子

「完璧主義」は必ずしも悪いことばかりではないのだが，そのためにあなたを苦しめていることがたくさんある。本書では認知行動療法に基づいたBTP（Better Than Perfect：完璧よりもすばらしい）プログラムを使い，自分の思考パターンをより良い方向に変えていく。各章には，自分で書き込む質問票があるので，読みながら自分の意見や感想を書き込み，自分自身を見つめ直しながら，思考を整理していこう。読後には，完璧よりもすばらしい人生が待っている。　　　　定価3,080円

価格は10%税込です。